AF457266

ÉTUDE

SUR LA

SYNOVITE TENDINEUSE

BLENNORRHAGIQUE

PAR

A. MAYMOU,

Docteur en médecine de la Faculté de Paris.

PARIS
ADRIEN DELAHAYE, LIBRAIRE-ÉDITEUR
PLACE DE L'ÉCOLE-DE-MÉDECINE

1875

Td[43]
391

ÉTUDE

SUR LA

SYNOVITE TENDINEUSE

BLENNORRHAGIQUE

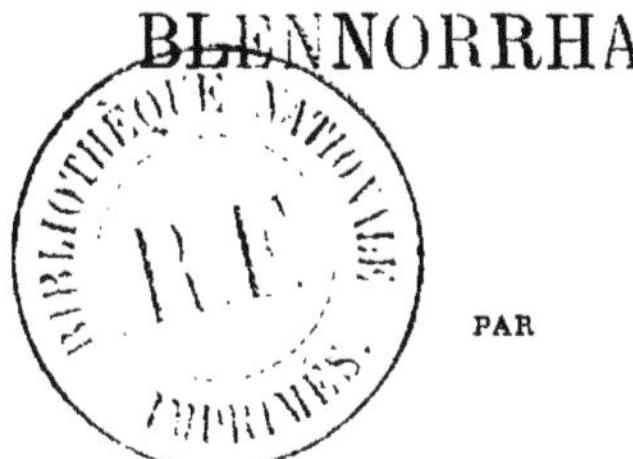

PAR

A. MAYMOU,

Docteur en médecine de la Faculté de Paris.

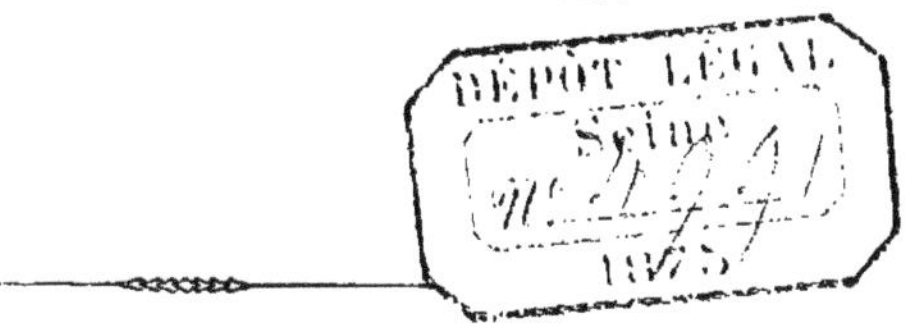

PARIS

ADRIEN DELAHAYE, LIBRAIRE-ÉDITEUR

PLACE DE L'ÉCOLE-DE-MÉDECINE

1875

Td 43 391

ÉTUDE

SUR LA

SYNOVITE TENDINEUSE BLENNORRHAGIQUE

INTRODUCTION.

La synovite tendineuse blennorrhagique est l'une des complications de la blennorrhagie qui a été le moins étudiée jusqu'à ce jour. C'est la présence simultanée de trois cas de cette affection dans le service de M. le professeur Lasègue, à la Pitié, qui nous a donné la première idée de ce travail.

Nous exposerons d'abord l'historique de la maladie. Pour ce qui est de l'étiologie et de la pathogénie, il nous a été impossible d'aborder ces points si intéressants de notre sujet, sans entrer dans les discussions de doctrine qu'ont toujours soulevées les divers travaux qui ont traité du rhumatisme blennorrhagique.

Nous avons essayé de donner aussi complète que possible la description des symptômes de la synovite tendineuse blennorrhagique, en prenant pour guide les observations publiées par un grand nombre de médecins, et celles qui nous sont personnelles.

C'est à la suite d'une de ces savantes conversations, que M. le professeur Lasègue a coutume d'engager au lit du malade, que nous nous sommes décidé à entreprendre ce travail; nous en devons donc la première idée à M. le professeur Lasègue. Notre tâche eût été difficile sans ses bienveillants conseils.

Qu'il nous permette de lui présenter ici l'hommage de notre profonde reconnaissance.

HISTORIQUE.

Quand Selle et Swediaur eurent, à peu près à la même époque, en 1781, signalé la liaison de certaines arthropathies avec la blennorrhagie uréthrale, l'attention des médecins ne se porta que sur les manifestations rhumatismales des synoviales articulaires. « On croyait, ainsi que le dit M. Fournier dans le travail qu'il a fait paraître dans les Annales de dermatologie, que la maladie devait toujours affecter les jointures, et l'on n'eut pas compris un rhumatisme blennorrhagique sans manifestations articulaires. » Ricord, le premier, mentionna l'inflammation de la bourse séreuse située à l'insertion du tendon d'Achille sur le calcaneum. Brandes et Cullerier ont aussi signalé l'inflammation des synoviales tendineuses dans la blennorrhagie. Mais le premier qui ait insisté sur cette manifestation extra-articulaire de la blennorrhagie est Rollet dans ses *Nouvelles recherches* sur le rhumatisme blennorrhagique, en 1858. Il trouve notés, dit-il dans ses observations, un gonflement semblant annoncer une inflammation de la gaîne des péroniers, l'inflammation des gaînes des muscles radiaux et abducteurs du pouce avec crépitation comme dans l'aï une fois, et celles de la synoviale des fléchisseurs du poignet une seule fois aussi. Il conclut de ces trois cas où il a vu le rhumatisme affecter les synoviales tendineuses du pied et du poignet, que la diathèse, dans la blennorrhagie, se fixe toujours de préférence sur les membranes séreuses.

Dans sa thèse de 1866, Tixier mentionna aussi, mais sans s'y arrêter, deux observations de synovites des gaînes des fléchisseurs de la main survenues au milieu d'autres altérations articulaires blennorrhagiques.

La question de l'affection des gaînes synoviales tendineuses en était à ce point lorsque parut un article publié par M. Gubler dans l'*Union médicale* de 1866 ; c'est à partir de ce jour que l'attention des observateurs est vraiment attirée de ce côté.

M. Gubler avait plusieurs fois observé chez les saturnins, fait déjà signalé depuis un grand nombre d'années, un gonflement du dos de la main déterminé par un épanchement dans les gaînes des extenseurs. Dans son travail, M. Gubler signalait ce fait et le rattachait à la goutte. Il ajoute qu'il a appliqué un vésicatoire sur la partie tuméfiée, et que la sérosité du vésicatoire analysée n'a donné ni acide urique, ni urates.

Quelque temps après, M. Nicaise publiait un fait analogue observé à l'hôpital de la Charité, en lui donnant une interprétation différente de celle qu'avait proposée M. Gubler.

M. Nicaise, se fondant sur la fréquence des accidents nerveux qui surviennent dans le cours de l'intoxication saturnine, et qui frappent de préférence les muscles extenseurs de la main, se demandait si cet épanchement dans les gaînes tendineuses des mêmes muscles ne pouvait pas être attribué à un trouble des nerfs trophiques.

Déjà, à cette époque, M. Charcot avait signalé des lésions articulaires fréquentes dans la plupart des affections de la moelle. De nombreux observateurs, et particulièment M. Gubler, se rallièrent à l'opinion de M. Nicaise.

Peu de temps après, M. le professeur Verneuil, dans un article publié dans la *Gazette hebdomadaire* de 1867, appelait l'attention des médecins sur l'hydropisie des gaînes tendineuses des tendons extenseurs des doigts, survenant dans la période secondaire de la syphilis, et constituant un des accidents de cette période.

Enfin M, Fournier, dans un article également publié dans la *Gazette hebdomadaire*, venait dire, après M. Verneuil, que les hydropisies des gaînes synoviales tendineuses s'observent non-seulement dans la syphilis, mais qu'il n'est pas rare de les rencontrer comme complications rhumatismales de la blennorrhagie.

Tels sont, d'après nos recherches, les premiers travaux qui ont fixé l'attention des observateurs sur un fait qui n'avait été que signalé.

M. Fournier a traité la question d'une façon plus approfondie, et, à plusieurs reprises, il a insisté sur l'importance de ces manifestations au point de vue de leur fréquence. Dans son article sur la blennorrhagie du *Dictionnaire de médecine et de chirurgie*, il consacre quelques lignes aux lésions des synoviales des tendons, décrit brièvement les symptômes auxquels elles donnent lieu, et mentionne même un cas où la tuméfaction des gaînes tendineuses de la main prit tout à fait l'aspect d'un phlegmon circonscrit. Il rappelle en outre que, sur 39 cas, il a vu dix fois les tendons être atteints.

Plus tard, dans l'article des Annales de dermatologie, que nous avons déjà cité, il rapporte 9 cas de synovite tendineuse; deux fois entr'autres les tendons ont seuls été atteints, sans qu'il y ait eu de fluxion du côté des articulations, des muscles ou de la conjonctive.

Cette localisation de la lésion est aussi reconnue comme possible dans la thèse de Diday (1873) : « Les synoviales des tendons, dit ce dernier, peuvent être affectées, soit isolément, soit en même temps que l'articulation ; ce dernier cas est le plus fréquent. Cependant il y a des exemples de synovites ne coïncidant pas avec une affection articulaire. J'ai eu occasion d'en voir 2 cas : dans l'un, la maladie se localisa dans la gaîne des péroniers latéraux; dans l'autre, elle occupa simultanément les fléchisseurs du pieds et le biceps fémoral. »

Mentionnons encore deux autres observations qui ont fait le sujet d'un travail de M. Mauriac, insérées cette année même dans la *Gazette des Hôpitaux*, et dont l'une est intéressante au point de vue du diagnostic de la synovite tendineuse syphilitique, ainsi que deux thèses récentes, celle de Boillerault (1874) et de Chevallier (1875), où l'on consacre quelques lignes aux synovites tendineuses, et nous aurons à peu près tout ce qui a été écrit sur ce sujet.

ETIOLOGIE

A en juger par le nombre des cas que nous avons eu l'heureuse fortune de rencontrer dans les divers services d'hôpitaux, à en juger d'après la statistique dressée par M. le docteur A. Fournier (10 cas de synovite tendineuse sur 39 cas de complications rhumatismales), la synovite tendineuse, survenant dans le cours d'une blennorrhagie, ne serait pas une maladie très-rare. Il faut, pour que les auteurs classiques aient gardé le silence le plus complet sur cette affection, il faut qu'un bien grand nombre de cas de cette complication blennorrhagique aient été mis sur le compte du froid, et confondus de la sorte parmi les affections rhumatismales vulgaires.

Nous croyons en outre que, faute d'un examen approfondi, à la suite d'une exploration superficielle et incomplète, on a pris pour des accidents articulaires certains phénomènes qui se passent dans les gaînes tendineuses qui avoisinent les articulations, et dont les fonctions sont étroitement liées aux fonctions de ces dernières.

Cette confusion n'est pas toujours facile à éviter ; s'il est, en effet, des synovites tendineuses qui, par la forme particulière qu'affecte la tuméfaction, le trajet que suit la douleur, ne laissent pas de doute sur leur diagnostic, il en est d'autres qui ne se manifestent que par un point tuméfié et douloureux, excessivement limité, à forme peu caractéristique, siégeant sur les côtés d'une articulation, souvent même dans le voisinage d'un ligament articulaire.

Dans ce dernier cas, si on imprime des mouvements à l'articulation qu'avoisine la gaîne malade, sans forcer préalablement le patient à relâcher ses muscles, on provoquera des phénomènes douloureux, qui pourront en imposer pour une affection articulaire au détriment de la lésion tendineuse.

Personne ne met plus en doute aujourd'hui le fait de complications secondaires pouvant survenir dans le cours de la blennorrhagie, et auxquelles on a donné, à tort ou à raison, l'épithète de rhumatismales. L'accord qui a été presque unanime, quand il s'est agi d'accepter le fait, a fait place aux opinions les plus contraires quand il s'est agi d'en arrêter l'interprétation.

Nous nous trouvons désormais en présence de deux courants d'idées bien tranchées. Nous allons essayer d'en faire l'examen.

Il existe certaines complications de la blennorrhagie qu'on est convenu, nous l'avons dit tout à l'heure, d'appeler du nom de rhumatismales ; la synovite tendineuse est du nombre ; tout le monde admet la possibilité, la fréquence même de ces complications, mais chacun les fait remonter à des sources différentes.

Des médecins, et ce ne sont pas les moins nombreux, ont fait de ces affections des affections spéciales, naissant sous l'influence de la blennorrhagie, ne devant rien au rhumatisme, se développant complètement en dehors de la diathèse rhumatismale.

D'autres médecins ont prétendu, au contraire, que la blennorrhagie n'était que la cause prédisposante, impuissante à développer des accidents rhumatismaux dans un organisme qui ne serait pas déjà en puissance de la diathèse rhumatismale.

Il y en a qui ont été plus loin, révoquant en doute l'action prédisposante de la blennorrhagie ; ils n'ont voulu voir, dans le développement de certaines de ses complications qu'une simple coïncidence.

Nous allons entrer dans l'exposé de ces différentes opinions.

I. *Coïncidence.* — Je ne m'arrêterai pas à cette dernière opinion ; je crois qu'elle est beaucoup trop exclusive, et, pour la réfuter, il me suffira de rappeler qu'il existe dans la science deux ou trois faits où la blennorrhagie et le rhumatisme articulaire aigu se sont trouvés en présence sur le même organisme, mais chacun avec leurs caractères particuliers les plus tranchés ; le rhumatisme avec sa grande mobilité, ses douleurs intenses, sa fièvre très-élevée, ses sueurs, ses complications viscérales; la blennorrhagie un peu modifiée, mais surtout oubliée au milieu de cet appareil symptomatique imposant. Le seul fait de la rencontre de ces deux maladies chez le même individu, sa description, suffisent pour réduire à néant l'hypothèse de la coïncidence.

II. Mais nous voici en présence de l'opinion qui fait de la blennorrhagie une cause prédisposante, de la diathèse rhumatismale une condition essentielle pour le développement des complications secondaires de la blennorrhagie. Cette opinion fondamentale a été exprimée sous plusieurs formes :

1° *La blennorrhagie réveille une manifestation de la diathèse rhumatismale.* — Dans l'importante discussion soulevée au sein de la Société médicale des hôpitaux en 1868, par M. Peter, à propos d'un malade qui avait présenté des phénomènes divers dans le cours d'une blennorrhagie, ce savant médecin s'exprimait en ces termes :

« La blennorrhagie est une maladie spécifique capable de modifier l'organisme humain, au moins celui de certains individus, suffisamment pour qu'apparaisse à sa suite et par son fait un ou plusieurs accidents de la diathèse rhumatismale.

« La blennorrhagie serait ainsi ramenée au rôle purement étiologique ; elle ne serait plus une diathèse, elle en réveillerait une latente jusque-là. »

M. Gueneau de Mussy, dans la même séance, faisait de la blennorrhagie une cause prédisposante de l'explosion des accidents articulaires; il avoue cependant que, dans un grand nombre de cas, les investigations les plus attentives ne lui avaient pas permis de remonter à aucun antécédent arthritique, héréditaire ou personnel, chez les sujets atteints de blennorrhagie.

Quelque temps après, dans quelques considérations qui devaient clore la discussion sur le rhumatisme blennorrhagique, M. Peter, répondant aux membres de la Société médicale des hôpitaux, qui avaient pris part à la discussion, disait : « Je crois au rhumatisme secondaire dans la blennorrhagie ; je vous ai dit que c'était bien du rhumatisme que j'entendais parler; je vous ai dit enfin que je ne trouvais rien de spécifique à ce rhumatisme En d'autres termes, j'admettais bien que la blennorrhagie provoque le rhumatisme, mais je me refusais à admettre qu'il y eut un rhumatisme blennorrhagique, c'est-à-dire un rhumatisme à caractères spéciaux, et distinct par ce fait du rhumatisme vulgaire. »

A l'appui de ses idées, l'orateur cite des cas où le rhumatisme n'est pas resté apyrétique, uniarticulaire, des cas où le rhumatisme s'est généralisé, a envahi les séreuses viscérales; il rapporte l'observation d'une dame qui a été prise d'une mono-arthrite avec épanchement articulaire, gonflement, absence de fièvre; l'examen le plus attentif n'a pu faire constater chez sa malade la moindre trace de blennorrhagie.

En deux mots, la maladie de l'urèthre éveille la diathèse chez l'individu en puissance de celle-ci, et la diathèse éveillée manifeste son action à la façon qui lui est propre.

Dans la dernière partie de son argumentation, M. Peter est encore plus catégorique ; il prétend que dans le cas où il y a polyarthrite et ophthalmie, loin de dire qu'il y a une arthrite, une ophthalmie blennorrhagique, on devrait plutôt dire que l'arthrite, l'ophthalmie et la blennorrhagie sont rhumatismales ; cette opinion serait fondée sur la facilité avec laquelle certains individus contractent la blennorrhagie.

Contrairement à l'opinion de M. Fournier il appelle cas frustres ceux où les arthrites sont uniarticulaires, où il n'y a ni fièvre, ni maladie de cœur ; par rapport à ceux où les arthrites sont généralisées, où il y a fièvre et où il y a maladie du cœur, ceux-ci seraient, d'après ce savant médecin, des cas complets.

A propos des individus qui ont contracté plusieurs blennorrhagies, et, à propos de chaque blennorrhagie un rhumatisme, M. Peter croit que ces malades sont rhumatisants ; il en fait des blennorrhagies rhumatismales comme on a fait des ophthalmies rhumatismales.

En résumé, M. Peter nous représente une blennorrhagie spécifique frappant un des organes les plus importants de l'économie en ce sens qu'il fait partie d'un système préposé à la conservation de l'espèce : en tant que spécifique et que frappant un organe important, elle a des retentissements dans l'organisme. Si l'on admet, d'autre part, que cet organisme soit en puissance de diathèse rhumatismale, il deviendra facile de comprendre que la blennorrhagie puisse éveiller le rhumatisme, lequel rhumatisme, frappant par essence les tissus séro-fibreux de l'économie, produira ici l'affection des jointures, plus loin l'affection des synoviales tendineuse, l'affection de l'œil, etc.

Cette manière de voir est ingénieuse et séduisante, mais malheureusement l'observation clinique est souvent en opposition avec les données de la théorie.

L'un des adeptes de cette théorie, M. Gueneau de Mussy, reconnaît qu'on ne trouve pas toujours des antécédents rhumatismaux chez les sujets pris d'un rhumatisme blennorrhagique.

Nous nous sommes nous-même appliqué à rechercher scrupuleusement les traces de la diathèse rhumatismale chez tous les malades dont nous rapportons les observations, l'enquête la plus minutieuse, les questions les plus pressantes et souvent renouvelées, n'ont pu nous faire même suspecter l'existence d'un seul antécédent rhumatismal.

Par contre, il nous serait facile, si les limites de ce travail nous le permettaient, de citer de nombreux exemples de sujets qui, en puissance de la diathèse rhumatismale la mieux confirmée, ont pu contracter impunément et à plusieurs reprises, les blennorrhagies les plus intenses et les plus rebelles.

J'ai même poussé la curiosité jusqu'à interroger, dans ces derniers temps, les malades atteints de rhumatisme articulaire aigu que j'ai rencontrés dans les divers services d'hôpitaux, il ne m'a pas été difficile d'obtenir, de plus de la moitié d'entre eux, l'aveu d'une ou plusieurs blennorrhagies antérieures. Quand je leur demandais s'ils n'avaient pas éprouvé des douleurs pendant la durée de leur blennorrhagie, ils me répondaient tous par la négative.

Tels sont les résultats auxquels nous a conduit notre propre observation ; est-ce à dire qu'on ne puisse trouver d'antécédents rhumatismaux chez les malades qui viennent demander les soins du médecin pour un rhumatisme blennorrhagique ? Non, certes ; et tout récemment encore, mon maître, M. le professeur Lasègue me citait le cas d'un jeune homme, un de ses malades de la ville, qui, ayant contracté une blennorrhagie, avait été atteint quelques jours après d'une arthrite blennorrhagique. Ce jeune homme était rhumatisant au suprême degré, deux attaques de rhumatisme articulaire aigu ne permettaient pas de garder le moindre doute à cet égard.

Je n'ai pas de peine à admettre qu'on trouve quelquefois du rhumatisme dans les antécédents des malades qui nous présentent des affections blennorrhagiques secondaires; mais combien sont rares ces cas à côté de ceux où on n'a pu constater le moindre antécédent rhumatismal? les auteurs qui traitent du rhumatisme blennorrhagique en parlent comme d'une rareté, on a quelque droit de s'étonner que M. Peter et les partisans de sa doctrine n'aient pas cru devoir l'appuyer sur nombre d'observations capables de justifier leur manière de voir.

Je ferai les mêmes objections à l'opinion qui consiste à dire que la blennorrhagie peut être, comme l'arthrite, la synovite tendineuse ou l'ophthalmie qui l'accompagne, d'origine rhumatismale. Cette idée est très-ingénieuse, mais n'est-elle pas en opposition flagrante avec l'observation clinique ? On n'a pas encore, que je sache, décrit une blennorrhagie rhumatismale ; et puis, qu'on explique pourquoi, si ces divers états morbides,

BIBLIOTHÈQUE NATIONALE R.F. IMPRIMÉS

blennorrhagie, arthrite, synovite tendineuse, ophthalmie, sont des manifestations d'une même diathèse, l'un d'eux, la blennorrhagie devance toujours les autres de quelques jours, souvent de quelques semaines, quelquefois de plusieurs mois ; pourquoi enfin la blennorrhagie est toujours non-seulement la première à entrer en scène, mais encore qu'elle paraît tenir sous sa dépendance les autres manifestations secondaires, et cela de l'aveu même de ceux qui ne croient pas à la spécificité de ces manifestations.

Quelque ingénieuses que soient ces théories, quelque grande que soit l'autorité du maître de qui elles émanent, l'observation clinique nous oblige à ne les accepter qu'en faisant à leur égard les plus grandes réserves : que l'arthrite, que la synovite tendineuse, que l'ophthalmie, qui surviennent dans le cours d'une blennorrhagie, soient des manifestations de la diathèse rhumatismale, cela paraît à première vue très-naturel, mais il manque à cette assertion la confirmation clinique.

2° *La blennorrhagie crée une prédisposition aux accidents rhumatismaux.* — Telle a été l'opinion de ceux qui ont voulu affirmer quand même la nature rhumatismale des manifestations secondaires qui peuvent survenir dans le cours d'une hémorrhagie. Ne voulant pas se mettre en contradiction avec l'expérience clinique qui, dans le plus grand nombre des cas, se refuse à nous révéler la moindre expression antérieure de la diathèse rhumatismale chez le plus grand nombre d'individus atteints de rhumatisme blennorrhagique, ces observateurs ont accordé à la blennorrhagie le privilége de développer dans l'organisme le germe des accidents rhumatismaux.

Nous ne voyons pas quelles sont les bases sur lesquelles leurs auteurs ont fait reposer cette conception purement théorique ; outre qu'il n'est pas donné à toutes les maladies, même les plus graves, de devenir la source d'une diathèse, nous ne voyons pas que cette diathèse soit encore bien établie. Toutefois elle ne se manifesterait que bien rarement (1 fois sur 62) et d'une façon bien différente à celle qu'affectent les manifestations habituelles de la diathèse rhumatismale.

Nous n'ignorons pas qu'on a accusé, dans ces derniers temps, les maladies qui *dépriment* l'organisme, de réveiller une diathèse ; nous ne ferons que citer cette opinion, laissant à d'autres, plus expérimentés que nous, le soin de l'exposer et de la soutenir en s'appuyant sur des faits qui nous font personnellement défaut. Mais en admettant même que cette opinion soit vraie, et malgré l'intéressante peinture que M. Pidoux nous a laissée du facies blennorrhagique, je doute qu'on accorde à la blennorrhagie une place dans le cadre des maladies dépressives de l'organisme.

En résumé, nous croyons que ceux qui voient dans la blennorrhagie une cause capable d'engendrer les accidents qui sont l'expression de la diathèse rhumatismale se sont laissé séduire par tout ce que cette hypothèse présente de commode et d'ingénieux ; en admettant même que les accidents secondaires de la blennorrhagie fussent bien d'origine rhumatismale, ce qui n'est rien moins que prouvé nous tiendrions encore en doute le pouvoir qu'on attribue à la blennorrhagie de donner lieu au développement d'une diathèse.

III.—Nous voici maintenant en présence de l'opinion des médecins qui font, de l'arthrite, de la synovite tendineuse et de l'ophthalmie blennorrhagique des affections spéciales, naissant sous l'influence de la blennorrhagie, ne devant rien au rhumatisme, se développant complètement en dehors de la diathèse rhumatissmale.

De nombreux auteurs se sont faits les défenseurs de cette doctrine en essayant de la fonder sur les observations puisées dans leur pratique; des explications différentes ont été données à l'appui de cette spécificité, nous allons essayer d'en faire un court exposé.

1° *La première raison est tirée de la différence qui existe, au point de vue étiologique et symptomatologique, entre le rhumatisme ordinaire et le rhumatisme blennorrhagique.*

Rollet, dans son Traité des maladies vénériennes, fait du froid et surtout du froid humide les deux principales sources du rhumatisme articulaire aigu; ces deux causes si puissantes du rhumatisme vulgaire interviennent-elles dans le rhumatisme blennorrhagique? Rollet ne le pense pas, il a interrogé des malades à ce point de vue, aucun ne s'est refroidi d'une manière manifeste, tandis que, chez quelques-uns, il a noté des récidives de rhumatisme blennorrhagique survenant à propos de chaque uréthrite.

Il cite en outre les cas de certains individus qui ont eu une blennorrhagie et un rhumatisme blennorrhagique et qui, par une nécessité de la vie, ou, par leur profession, se voient obligés de séjourner plus ou moins longtemps au froid et à l'humidité; le rhumatisme n'a pas éclaté chez ces individus sous l'influence de ces causes, il a attendu pour reparaître une blennorrhagie nouvelle ou simplement renouvelée.

Brandes confirme à ce dernier point de vue l'observation de Rollet.

Pour ce dernier auteur, le rhumatisme blennorrhagique a ses causes spéciales; ces causes sont de deux ordres.

1° Elles sont *prédisposantes* et il faut les rechercher dans la constitution, le tempérament, l'âge, le genre de vie des malades.

2° Elles sont *adjuvantes* et il faut les rechercher dans l'abondance, ou bien encore, dans les anomalies qu'a présentées l'écoulement, ainsi, par exemple, dans le cas où cet écoulement qui avait déjà presque disparu, s'est ravivé au point de devenir assez intense.

M. Hervieux, après avoir cité deux observations où il nous représente la blennorrhagie, supprimée au moment de l'explosion des accidents rhumatismaux, reparaissant aussi aiguë, aussi violente au moment de la disparition des douleurs, conclut à la solidarité étroite qui unit le rhumatisme blennorrhagique à la blennorrhagie et à la spécificité de ce rhumatisme.

M. A. Fournier est un des plus ardents défenseurs de la spécificité du rhumatisme blennorrhagique, qu'il appelle rhumatisme uréthral; dans son article du Dictionnaire de médecine et de chirurgie pratique, il démontre qu'il est impossible de s'arrêter à l'idée d'une simple coïncidence si on tient compte de la fréquence des affections articulaires coexistant avec la blennorrhagie.

Le rhumatisme blennorrhagique a son individualité propre et l'affection uréthrale est la cause efficiente, directe, nécessaire du rhumatisme ; sans la blennorrhagie ce rhumatisme serait impossible, il n'existerait pas.

M. Fournier appuie sa manière de voir sur la différence considérable qui sépare le rhumatisme simple du rhumatisme blennorrhagique :

1° Au point de vue étiologique : l'action du froid, cause si puissante dans un cas, resterait absolument sans effet dans l'autre ; en second lieu, l'observation clinique ne permet que rarement de constater parmi les antécédents morbides des malades quelque chose qui ressemble de loin ou de près à la diathèse rhumatismale. Nous avons déjà insisté sur ce point et nous sommes heureux de voir nos observations concorder avec les observations et le dire du savant médecin.

2° Au point de vue des symptômes et des manifestations locales. Nous n'insisterons pas sur ce point qui doit être traité dans un des chapitres suivants de notre thèse.

3° Au point de vue des complications qui sont si fréquentes dans le rhumatisme ordinaire, si exceptionnelles dans le rhumatisme blennorrhagique.

Enfin, il n'est pas jusqu'à la médication qui ne vienne plaider en faveur des différences, qui séparent le rhumatisme simple du rhumatisme uréthral ; dans celui-ci on obtient quelques bons résultats du traitement local, dans celui-là le traitement local reste impuissant, on ne l'emploie que comme accessoire et on s'adresse de préférence aux modificateurs généraux.

2° *Influence exercée par la constitution du sujet.*—

Dans un mémoire lu à la Société médicale des hôpitaux dans le cours de la discussion sur le rhumatisme blennorrhagique, après avoir essayé de démontrer :

1° Qu'il ne s'agissait pas seulement d'une simple coïncidence entre le rhumatisme et la blennorrhagie.

2° Que la blennorrhagie ne se bornait pas à jouer simplement le rôle de cause prédisposante ou occasionnelle dans l'explosion des accidents secondaires qui peuvent survenir dans son cours, M. le Dr Féréol s'exprime ainsi :

« Est-ce à dire que la constitution du sujet ne soit pour rien dans le développement des accidents secondaires de la blennorrhagie ? Pour être la cause première efficiente et nécessaire de ces accidents, la blennorrhagie en est-elle toujours la cause suffisante ? Certains tempéraments, certaines prédominances ne disposent-elles pas à l'explosion de ces accidents ?.et, de même qu'il est admis par tout le monde que certains individus sont plus aptes que d'autres à faire de la chaude-pisse une maladie constitutionnelle, et, à tirer ainsi, en quelque sorte de leur propre fonds, cette diathèse blennorrhagique si singulière ? Cela ne me paraît pas douteux.»

M. Féréol cite à l'appui de cette opinion l'observation de plusieurs individus ayant contracté un rhumatisme à l'occasion de chaque blennorrhagie.

Plus loin M. Féréol se demande s'il est possible de reconnaître cette prédisposition à quelques signes.

Il a trouvé chez quelques malades des signes d'herpétisme, c'est-à-dire de cette diathèse vague que M. Pidoux fait dériver soit de la scrofule, soit du rhumatisme; d'autres étaient évidemment scrofuleux ; d'autres enfin et un très-grend nombre me paraissaient d'une excellente constitution, et, exempts de toute prédominance morbide.

M. Peter nous disait dernièrement dans une communication orale particulière, à propos de la nature de l'affection qui nous occupe : « Croyez bien que si vos malades qui sont pris de rhumatisme blennorrhagique ne sont pas rhumatisants, ils n'ont pas des séreuses articulaires, ni une muqueuse de l'urèthre fonctionnant comme celles de tout le monde, absolument irréprochables ; si vous cherchez bien vous vous apercevrez que vous avez affaire à des herpétiques, des dartreux, ou des goutteux. »

3° *Prédisposition spéciale. — Diathèse acquise.* — M. le Dr Tixier, dans sa dissertation inaugurale de 1866, sur l'arthrite blennorrhagique, se fondant sur le cachet spécial que la blennorrhagie imprime à ses accidents secondaires, et sur quelques particularités curieuses que présente la blennorrhagie elle-même, trouve plus naturel d'admettre que la prédisposition à ces accidents doit être elle-même spéciale, qu'elle se développe sous l'influence d'une diathèse nouvelle, diathèse acquise, née après un coït impur.

Ces idées, que M. le Dr Tixier expose dans sa thèse, ont été exprimées pour la première fois par M. A. Guérin. M. Guérin a étudié de près les symptômes que présentaient ou qu'avaient présentés les blennorrhagies des individus qui arrivaient à son service atteints de rhumatisme blennorrhagique ; ces blennorrhagies offraient quelque chose d'anormal dans leur marche, certaines particularités, sur lesquelles il attirait constamment l'attention de ses élèves, et que M. Tixier affirme avoir trouvés presque toujours.

En première ligne, M. Guérin a signalé, comme première menace de rhumatisme blennorrhagique, la manifestation de la blennorrhagie après incubation. M. Tixier a vérifié cette assertion et la confirme. Après cette première particularité, tirée du début de la blennorrhagie, viennent celles que fournit la période d'état :

La nature du produit de sécrétion n'offre pas de différence, mais, et ici l'auteur est très-affirmatif, l'écoulement qui accompagnait ou qui précédait les écoulements secondaires, n'avait pas donné lieu, sauf de très-rares exceptions, à ces douleurs cuisantes de plus en plus vives à partir du cinquième jour, suivies de ces érections qui troublent le sommeil des malades.

Il n'y avait pas de retentissements ganglionnaires, et enfin le produit de sécrétion n'était pas aussi avantageusement modifié que dans les cas ordinaires par les moyens actuellement mis en usage dans le traitement de la blennorrhagie.

M. Tixier conclut qu'il y a là quelque chose de spécial, et se croit autorisé à affirmer que cet écoulement n'est pas entretenu par une irritation locale seule, mais qu'il est plutôt sous l'influence d'une diathèse nouvelle, diathèse acquise, née après un coït impur.

Il nous est impossible d'adhérer complètement à cette manière de voir ; M. le docteur Tixier nous fournit lui-même dans sa thèse des armes contre sa théorie. Il cite des cas où il nous représente le même individu contractant plusieurs blennorrhagies, blennorrhagies qui se compliquent chacune à leur tour d'accidents secondaires ; nous-même (obs. 6) en citons un cas ; on sait du reste que ces malades ne sont pas rares. Il faudrait admettre que ces malades ont eu la mauvaise chance, à chaque coït infectant, de rencontrer la nature spéciale de blennorrhagie qui s'accompagne d'accidents secondaires.

Pour ce qui est de l'*incubation* de la blennorrhagie, il s'agirait d'abord de s'entendre sur la véritable signification de ce mot. Dans le nouveau Dictionnaire de médecine et de chirurgie pratiques, article *Blennorrhagie*, M. le Dr A. Fournier dit :

« La blennorrhagie ne succède pas immédiatement au coït. Entre le moment où l'on s'expose et celui où la maladie se révèle par ses symptômes apparents, il s'écoule toujours un certain intervalle. Ce fait est incontestable, mais il a été très-diversement interprété.

« Le délai qui sépare le moment où la cause agit de l'apparition des premiers phénomènes est considéré par quelques auteurs comme constituant une véritable *incubation ;* pour d'autres, ce n'est pas là une incubation dans le sens précis du mot, ce n'est qu'une période d'*action latente* où les phénomènes morbides se préparent et s'élaborent sans être encore assez intenses pour devenir manifestes. »

M. Fournier en conclut que la blennorrhagie est précédée d'une certaine période, caractérisée par l'absence de tout phénomène appréciable.

On le voit, il y a toujours incubation dans le sens absolu du mot ; dans tous les cas, qu'on veuille admettre l'incubation ou qu'on ne veuille pas l'admettre, dans la première hypothèse, elle existe toujours ; dans la deuxième, elle n'existerait jamais.

Nous croyons donc que si cette période de la blennorrhagie pouvait fournir un signe annonçant une complication secondaire, ce signe devrait être tiré de la plus ou moins grande durée, plutôt que de l'existence ou de l'absence de l'incubation.

Il existe cependant une circonstance qui peut faire croire que la blennorrhagie n'a pas été précédée par une période d'incubation. Certains individus racontent avoir vu apparaître un écoulement le matin à leur lever, à la suite d'un coït pratiqué la veille ou dans la nuit. On ne doit pas s'y tromper; si on interroge ces malades, on trouvera certainement une blennorrhagie antérieure, blennorrhagie qui n'était guérie qu'en apparence et que le coït est venu raviver.

Quant à l'absence de ces douleurs et de ces érections nocturnes qui caractérisent la blennorrhagie, et qui en font une maladie si désagréable, nous les avons constatées chez des malades à qui nous avons donné nos soins pour un rhumatisme blennorrhagique, mais nous devons ajouter que ces malades en étaient à la période peu douloureuse de la maladie, l'un d'eux surtout (obs. 3) à la période certainement chronique; on sait du reste que le rhumatisme blennorrhagique ne se déclare pas toujours pendant la période aiguë, douloureuse de la maladie. Les données tirées de l'inefficacité des moyens curatifs ordinaires de la blennorrhagie ne nous paraissent pas mériter une grande importance, nous venons de dire que le rhumatisme blennorrhagique était une complication de la dernière période de la blennorrhagie, souvent de la période chronique; on sait combien il est difficile d'obtenir, du moins chez certains sujets, la guérison complète de l'écoulement.

4° *Etat strumeux particulier.* — M. Pidoux, après avoir retracé en quelques mots le portrait du blennorrhagique, sa pâleur, l'expression terne de son regard, ses traits relâchés, son amaigrissement rapide, la décoloration blafarde de la peau, termine en disant qu'on ne tarde pas à observer, chez les sujets atteints de blennorrhagie, une série de manifestations morbides qui indiquent évidemment une altération constitutionnelle propre à l'infection blennorrhagique.

Cette altération constitutionnelle consiste, dit-il, dans une sorte de lymphatisme ou d'état strumeux qu'on croirait être inoculé aux sujets par la blennorrhagie, en d'autres termes, ces sujets, prédisposés sans doute, n'ont vu éclater ces accidents qu'à dater du jour de leur blennorrhagie.

Les arthrites blennorrhagiques seraient plutôt dues à un état strumeux particulier qu'à une constitution rhumatismale que développe la blennorrhagie.

Ces considérations, exposées dans le cours de la discussion soulevée au sein de la Société de médecine sur le rhumatisme blennorrhagique sont victorieusement réfutées par M. Peter; M. Peter ne nie pas la coexistence du lymphatisme et de la blennorrhagie ; on voit, dit-il, tous les jours, le lymphatisme provoquer une maladie, mais non une maladie provoquer le lymphatisme ; il est bien plus naturel de croire que le lymphatisme provoque la blennorrhagie.

Quant à nous, si on nous demandait de nous expliquer sur l'étiologie probable du rhumatisme blennorrhagique, nous dirions, en nous basant sur les observations, tant d'arthrite que de synovite tendineuse blennorrhagique, qu'il nous a été donné de lire dans les livres ou de recueillir à l'hôpital :

1° Que la diathèse rhumatismale n'est pas notée dans le plus grand nombre d'observations de rhumatisme blennorrhagique; qu'il faut donc admettre, si on fait de la diathèse rhumatismale la condition nécessaire au développement du rhumatisme blennorrhagique, que cette diathèse existe à l'état latent;

2° Que nous reconnaissons que beaucoup de nos malades sont herpétiques, dartreux ou goutteux, par conséquent sur la limite de la diathèse rhumatismale;

3° Qu'enfin nous inclinons à penser que les prédespositions au rhumatisme blennorrhagique sont tout individuelles, et qu'elles existent surtout, à un très-haut degré, chez les sujets lymphatiques, ces mêmes sujets qui semblent si exposés par leur constitution à la tumeur blanche.

Et ici nous pourrions, à l'exemple de M. Peter, proposer une nouvelle espèce de blennorrhagie et dire que l'arthrite, la synovite tendineuse et les autres complications de la blennorrhagie, y compris la blennorrhagie elle-même, peuvent être, non des arthrites, des synovites tendineuses, des blennorrhagies rhumatismales, mais bien des arthrites, des synovites, des blennorrhagies lymphatico-strumeuses.

PATHOGÉNIE

Selle, qui le premier attira l'attention sur l'arthrite blennorrhagique écrivait en 1781 :

« Je suis assuré par ma propre expérience, et par celle des autres, que la matière gonnorrhoïque peut être absorbée et produire des douleurs aux articulations et des affections cutanées. »

Depuis cette époque, beaucoup de théories se sont succédé pour expliquer le mécanisme des complications blennorrhagiques ; nous trouvons en première ligne :

1° *La métastase.* — C'est une idée ancienne, abandonnée aujourd'hui, qui reposait sur la prétendue disparition de l'écoulement au moment de l'éclosion du rhumatisme. Qu'il y ait dans la science des faits incontestables de suppression d'un écoulement, coïncidant avec l'apparition des accidents rhumatismaux de la blennorrhagie, cela est incontestable. Nous sommes disposé à admettre que, dans un grand nombre de cas, l'écoulement est modifié dans son intensité, qu'il semble décroître légèrement dès qu'apparaissent les complications secondaires de la blennorrhagie. Mais, outre que les cas de suppression complète de l'écoulement sont excessivement rares, la diminution de l'écoulement peut s'expliquer de diverses manières sans qu'on ait besoin d'avoir recours à la métastase. D'abord cette diminution n'est pas constante et ensuite le rhumatisme blennorrhagique ne frappe-t-il pas généralement les agents les plus essentiels du mouvement? De là l'obligation où se trouvent les malades de garder le repos, et tout le monde sait quelle heureuse influence le repos exerce sur la blennorrhagie. Nous écarterons donc la théorie de la métastase, fondée sur une erreur que la clinique nous met à même de vérifier tous les jours ;

2° *Virus syphilitique.*—On a cru, pendant un certain temps, à la nature syphilitique de la blennorrhagie. Cette croyance simplifiait singulièrement le mécanisme de la production des arthrites, des synovites tendineuses, des ophthalmies survenant dans le cours de l'affection uréthrale. Une maladie constitutionnelle se manifestant sur les divers systèmes de l'économie, absolument comme le fait la syphilis : tout paraissait expliqué grâce à cette théorie, mais les recherches modernes ont fait justice de cette erreur, et aujourd'hui on sait que la blennorrhagie est une maladie purement locale, se fixant dans un des points de l'urèthre, non susceptible, comme le font les maladies constitutionnelles, de donner lieu à des manifestations morbides lointaines et à des époques plus ou moins indéterminées;

3° *Virus blennorrhagique.* — On s'est demandé s'il n'existerait pas un virus blennorrhagique, bien différent du virus syphilitique, mais capable de donner lieu à des déterminations sur les conjonctives et sur les membranes synoviales, manifestations constitutionnelles, mais essentiellement distinctes de ce que l'on observe dans la syphilis.

M. Tixier a posé la question dans sa thèse de 1866 et l'a tranchée par l'affirmative; pour lui l'organisme absorberait ce virus blennorrhagique et serait dès lors sous l'influence d'une diathèse nouvelle, diathèse acquise, née après un coït impur.

M. Hervieux, dans un mémoire lu à la Société médicale des hôpitaux, se range à cette dernière opinion. Pour ce qui est de la nature intime du rhumatisme blennorrhagique, il le regarde, dit-il, comme un véritable empoisonnement; et là où M. Fournier ne voit qu'une maladie locale, avec retentissements douloureux dans certaines jointures, il voit, avec M. Féréol, une diathèse, une maladie générale (*Totius substantiœ*) dont l'écoulement uréthral a été l'origine, la cause primordiale et dont les douleurs arthritiques ne sont que les manifestations locales.

Quant à dire comment s'établit la diathèse blennorrhagique, M. Hervieux se demande s'il y a métastase ou pénétration directe du principe virulent dans les voies circulatoires sans s'arrêter ni à l'un ni à l'autre de ces deux mécanismes.

Rollet, dans son Traité des maladies vénériennes, fait à la théorie de l'absorption du virus blennorrhagique les objections les plus sérieuses.

Lorsqu'on cherche à se rendre compte, dit-il, de la marche envahissante de la blennorrhagie, il est impossible de n'être pas frappé du peu de propension qu'elle montre à suivre les voies circulatoires. Dans le chancre syphilitique, au contraire, c'est bien évidemment un virus qui pénètre dans la circulation pour se déverser ensuite dans tout l'organisme; aussi le voit-on suivre les voies lymphatiques et y marquer son passage en traits presque toujours saisissables. On ne trouve que très-rarement, pour ne pas dire jamais, les vaisseaux lymphatiques, ainsi que les ganglions affectés, au moment où survient le rhumatisme dans le cours de la blennorrhagie. C'est dans la continuité des tissus qu'on voit la maladie s'étendre et gagner de proche en proche.

On pourrait objecter à cette dernière considération, et, Rollet a du reste prévu l'objection, que la blennorrhagie peut susciter des actions morbides éloignées sans affecter les points intermédiaires; ainsi, il n'est pas rare de trouver, dans le cas d'épididymite, une intégrité complète du cordon ; il est vrai que dans certains cas le cordon semble prendre part à la maladie et offre le long de son trajet un peu d'empâtement, un certain degré de gonflement et de la douleur à la pression. Aussi a-t-on fait des distinctions dans l'épididymite : inflammatoire et par propagation dans ce dernier cas, elle a été considérée comme étant de nature rhumatismale dans le premier.

Il n'en reste pas moins acquis que la blennorrhagie peut exercer une influence morbide sur l'épididyme, et, cela sans se servir de l'intermédiaire que la nature a mis à sa disposition,

Rollet tire de l'absence, ou tout au moins de l'extrême rareté du rhumatisme blennorrhagique chez les femmes un dernier argument contre la théorie de l'absorption d'un virus.

Nous discuterons tout à l'heure la valeur de ce dernier argument.

4° *Sympathie*. — Le mécanisme de la sympathie est un de ceux qui ont réuni le plus grand nombre d'adhésions. Si l'on veut songer, dit le Dr Sordet, dans sa thèse de 1859, sur le rhumatisme blennorrhagique, si l'on veut songer un instant à cette solidarité organique, qui fait que pas une molécule du corps vivant n'est étrangère aux autres et que, si elle souffre, il y aura retentissement sur toutes les autres, retentissement qui se manifestera par des phénomènes divers, on pourra trouver dans cette solidarité l'explication de certaines complications secondaires de la blennorrhagie, sans faire intervenir la suppression ou l'absorption de liquides ou de virus.

Rollet admet que le seul retentissement de la maladie d'un tissu sur un autre peut donner naissance à d'autres actes morbides, et amener toute la série des accidents rhumatismaux blennorrhagiques.

Une particularité qui aurait dû décourager les partisans de cette doctrine, c'est l'immunité dont la femme paraissait jouir, suivant eux, à l'égard du rhumatisme blennorrhagique. On a quelque droit de s'étonner que les partisans de la sympathie n'aient pas recherché avec plus de soin l'existence de l'affection rhumatismale blennorrhagique chez la femme, et, si l'ayant recherchée, ils ne l'ont pas trouvée, on a le droit de s'étonner qu'ils aient persisté dans leur manière de voir, qui faisait de la femme un être à part, doué d'un organisme spécial, dépourvu de cette solidarité organique qui unit entre elles toutes les molécules des corps vivants.

5° *Irritation réflexe.* — M. Fournier, après avoir cherché à établir que c'est la blennorrhagie uréthrale seule, qui est susceptible de complications secondaires, s'exprime ainsi sur la pathogénie de ces complications :

« L'observation clinique nous apprend que les excitations de l'urèthre sont susceptibles d'éveiller dans l'organisme quelques-uns de ces phénomènes singuliers que l'on appelait sympathiques autrefois, auxquels on donne aujourd'hui le nom de *réflexes*. Ainsi il n'est pas rare d'observer à la suite d'un cathétérisme des accidents fébriles intermittents, qui parfois prennent la forme pernicieuse, de véritables arthrites, qui, bien que différentes assurément des fluxions articulaires du rhumatisme blennorrhagique n'ont pas moins une analogie significative avec cette dernière affection. »

En présence de tels faits, M. Fournier se demande si le rhumatisme blennorrhagique ne serait pas une manifestation de même ordre que les accidents qui précèdent ; s'il ne serait, pas lui aussi, un *phénomene réflexe d'irritation uréthrale.*

M. Peter s'élève contre cette manière de voir. Chaque théorie embarrassée, dit-il, se tire de gêne par l'action réflexe. Comme tous les nerfs correspondent à l'axe cérébro-spinal et qu'il y a des nerfs partout, l'action réflexe peut toujours se produire, mais c'est parce qu'elle peut toujours se produire et que nécessairement et logiquement elle devrait partout se produire, que cette cause pathogénique ne peut être invoquée.

Les raisons matérielles de cette action réflexe existant toujours et cette action réflexe ne se produisant pas constamment, il en résulte, dit M. Peter, que l'explication n'explique rien.

D'un autre côté, si nous considérons à quelle époque de la blennorrhagie peut survenir la complication secondaire, nous voyons que souvent, au moment où est survenue cette complication, la blennorrhagie était déjà assez ancienne et ne donnait plus lieu à ces irritations douloureuses qui s'observent dans la première période.

Nous citerons enfin l'opinion de M. Guérin, d'après laquelle la blennorrhagie affecterait des allures spéciales lorsque doivent se manifester des déterminations morbides du côté des synoviales ; dans ce cas, l'uréthrite ne donnerait pas lieu à ces douleurs cuisantes, à ces érections si pénibles et partant à ces irritations qui peuvent amener des troubles réflexes.

6° *Absorption purulente.* — Si nous remontons à la période d'invasion de la maladie qui nous occupe, voici ce que nous observons dans la grande majorité des cas :

Le malade éprouve d'abord un peu de malaise, quelquefois, et assez souvent même, des frissons, puis survient une douleur articulaire, qui dure quelques heures, puis une ou plusieurs autres douleurs dans d'autres jointures, aussi passagères que les premières, enfin la maladie se fixe sur un point correspondant à une articulation ou à un tendon. Il est certain que la maladie ne procède pas toujours aussi régulièrement, cette période d'invasion est sujette à des variantes ; quoi qu'il en soit, ce début type s'observe dans les trois quarts des cas de rhumatisme blennorrhagique.

Ce mode d'invasion du rhumatisme blennorrhagique nous remet immédiatement en mémoire la description si intéressante que M. le professeur Lasègue nous donnait du rhumatisme pyogénique dans une de ses leçons cliniques faites dans l'amphithéâtre de la Pitié dans le cours de l'année 1873. Ce que nous venons d'écrire quelques lignes plus haut, nous serions dans la nécessité de le répéter si nous voulions donner une description du début du rhumatisme pyogénique.

N'y a-t-il pas d'autres états purulents qui nous permettent de pousser plus loin l'analogie? Les femmes nouvellement accouchées sont exposées à une espèce d'arthrite qui offre beaucoup de ressemblance avec l'arthrite blennorrhagique, et, si nous interrogeons les débuts de cette arthrite, qui survient dans le cours de la puerpéralité, dans un très-grand nombre de cas nous voyons signalés, le frisson, les douleurs vagues et passagères dans plusieurs articulations, enfin l'arrêt de la maladie sur une articulation qui restera prise pendant un temps plus ou moins long.

Enfin, qu'est-ce que nous voyons au début de l'infection purulente chirurgicale ? Nous voyons, après certains traumatismes et sous l'influence d'une certaine constitution épidémique un frisson, une douleur articulaire, souvent même légère, tenir en éveil l'attention du chirurgien et être le prélude d'une scepticémie grave.

Nous nous croyons autorisé en nous fondant sur l'analogie que présentent les symptômes du début de ces maladies, et fort de l'opinion que nous avons souvent entendu exprimer au lit du malade par M. le professeur Lasègue, nous nous croyons autorisé, dis-je, à penser que les complications qui surviennent du côté des synoviales des articulations et des tendons, dans le cours de la blennorrhagie, pourraient bien être le résultat d'une légère absorption purulente chez des sujets lymphatiques, prédisposés par conséquent, aux affections qui paraissent diriger leurs déterminations morbides, de préférence, vers les membranes séreuses.

SYMPTOMATOLOGIE.

La synovite tendineuse blennorrhagique apparaît à des périodes assez variables de l'écoulement. On l'a vue se développer à la fin de la première semaine, dans le courant de la deuxième. Plus ordinairement elle se développe vers le commencement de la troisième semaine. Dans quelques circonstances nous l'avons vue survenir plusieurs mois après le début de l'écoulement, et, dans ces cas, il est rare de ne pas trouver un abus de régime, quelques excès de coït qui sont venus raviver la blennorrhagie.

Quoi qu'on en dise, il n'est guère possible de tirer des particularités que peut offrir un écoulement, un signe quelconque pouvant mettre sur la voie d'une manifestation rhumatismale prochaine.

La synovite tendineuse blennorrhagique ne s'annonce pas par des prodromes ; dans les observations que nous avons recueillies, nous avons toujours vu débuter la maladie sans donner au malade le moindre avertissement appréciable, tout au plus si dans certains cas nous serions autorisé à dire que l'invasion des premiers symptômes a été précédée par un peu de malaise.

1° *Période d'invasion.* — Cette période s'annonce par un peu de malaise, un léger trouble dans la santé générale ; tout à coup le malade est pris d'un frisson quelquefois très-léger, quelquefois assez intense, le frisson peut manquer et manque même quelquefois, après le frisson survient une douleur qui d'ordinaire a son siège dans une articulation, plus rarement au niveau d'une gaîne tendineuse. Cette douleur dure à peine quelques heures, est plus ou moins intense. Après cette première douleur, et, quelquefois coïncidant avec elle, survient ou surviennent une ou plusieurs autres douleurs, ayant les mêmes caractères que la première, mais frappant de nouvelles jointures. Ces manifestations douloureuses sont encore de peu de durée et ne s'accompagnent ni de rougeur, ni de gonflement. Il est cependant à remarquer qu'elles n'ont pas toujours ce caractère passager et fugace que nous leur attribuons ;

il n'est pas très-rare de voir une jointure ou une gaîne tendineuse rester prises pendant 2, 3 jours et même plus ; on croit que la maladie a définitivement arrêté son siége, pas du tout, cette jointure ou cette gaîne tendineuse reviennent à l'état normal, quelquefois même la maladie effleure encore une ou deux jointures et va enfin se fixer dans une ou plusieurs gaînes tendineuses et constituer toute l'affection qui nous occupe.

A cette période correspondent quelques phénomènes généraux : Il y a un peu de malaise, l'appétit est perdu à des degrés différents, on constate souvent un peu de fièvre, la langue est légèrement fébrile et, chose remarquable, nous l'avons vue chez une de nos malades (obs. 2), recouverte d'un enduit blanchâtre, analogue à celui qu'on observe constamment sur la langue des goutteux. Dans deux cas nous avons noté des vomissements.

Au milieu de ces premiers symptômes que devient l'uréthrite ? Dans un bon nombre de cas (la moitié au moins) où nous avons observé la maladie chez la femme, il nous a été impossible de constater les oscillations de l'écoulement uréthral ; chez les hommes, l'apparition de la synovite n'a modifié en rien l'écoulement, il est vrai de dire que nous avons eu affaire à des blennorrhagies datant de plusieurs mois et peu susceptibles de modifications.

2° *Période d'état*. — Une fois la maladie fixée sur une gaîne tendineuse, nous constatons des phénomènes de plusieurs ordres : d'abord du gonflement avec empâtement et sensation de fausse fluctuation au niveau de la gaîne malade : ce gonflement a ordinairement une disposition particulière et s'étend en longueur en suivant le trajet du tendon affecté ; quelquefois cependant la forme de la tuméfaction n'est pas caractéristique, elle est représentée par une petite plaque ronde ou carrée dont le siége est bien au niveau du passage du tendon, mais qui déborde celui-ci en largeur.

En second lieu on trouve une coloration particulière de la peau ; la peau est rosée ou plutôt d'un rouge violacé.

Cette teinte rosée siége ordinairement au niveau d'un des points correspondant à la gaîne tendineuse malade ; elle n'affecte pas de forme particulière comme la tuméfaction ; quelquefois elle se manifeste par plaques séparées par des intervalles sains.

Le plus souvent aux parties de la peau altérées dans leur coloration correspond le maximun de douleur à la pression ; ce n'est pourtant pas là une règle constánte et nous avons vu (obs. 4) dans quelques cas la douleur manquer au niveau des points rosés et être assez intense tout à fait dans le voisinage, au niveau de certains points recouverts par la peau saine. Chez certains sujets, la coloration de la peau est telle que la région malade prend un aspect phlegmoneux.

En troisième lieu on observe toujours, au pourtour de la région qui est le siége de la tuméfaction, de l'empâtement et de la coloration inflammatoire de la peau, une zone assez étendue (obs. 1 et 4) envahie par un œdème assez considérable, nullement douloureux ; la peau est d'autant plus distendue par l'œdème, et, dans un espace d'autant plus considérable, que la douleur est plus vive, plus aiguë et a une époque plus rapprochée du début de la maladie. L'observation 4 nous ferait pencher à croire que cet œdème est sous la dépendance et en raison de l'acuité de la douleur; nous le voyons en effet être très-intense au début de la synovite, qui occupait le point des tendons extenseurs des doigts, qui correspond aux petites articulations du carpe, puis la douleur diminuant, et la maladie tendant à s'ameliorer, l'œdème disparaît en grande partie; quelque temps après recrudescence de la synovite avec exagération des phénomènes douloureux, l'œdème reparaît presque aussi considérable que dans le début de la maladie; l'observation 1 serait la confirmation des considérations tirées de l'observation 4. Cet œdème est surtout un phénomène de la période aiguë de la synovite tendineuse.

La douleur est le phénomène le plus constant de la maladie: nous avons à considérer trois ordres de phénomènes douloureux :

1° Ceux qui se manifestent spontanément;

2° Ceux qui sont provoqués par la pression directe;

3° Ceux qui sont provoqués par les mouvements imprimés à la région dont le jeu est sous la dépendance directe de l'action du tendon malade.

1° *Douleur spontanée.* — Elle est assez intense, quelquefois même très-intense dans les deux ou trois premiers jours de la période d'état de la maladie ; à ce moment elle est continue et présente de légères exacerbations nocturnes. Après cette première phase les malades ne souffrent plus pendant le jour, mais dans le plus grand nombre des cas, on voit la douleur reparaître la nuit et avec une intensité assez considérable pour rendre aux malades tout repos impossible (obs. 2 et 4). Ces douleurs spontanées n'accompagnent pas la maladie à travers toutes les phases de son évolution, elles cessent ordinairement après la première semaine.

2° *Douleurs à la pression.* — Le doigt, qui explore la région tuméfiée, rencontre certains points où sa pression réveille constamment une sensation douloureuse, qui varie d'intensité, mais qui quelquefois, souvent même, est considérable. Ce trajet douloureux suit la gaîne tendineuse malade et se poursuit dans une étendue variable suivant sa longueur.

3° *Douleurs provoquées par les mouvements communiqués.* — Les phénomènes douloureux de cet ordre sont précieux pour la détermination du siége anatomique profond de la lésion. Ainsi dans le cas où un seul tendon est pris, si le malade consent à bien relâcher ses muscles, on constate que les mouvements qui ont pour résultat de relâcher le tendon affecté ne communiquent pas de la douleur au malade, tandis que ceux qui mettent le tendon malade dans un certain degré de tension, provoquent une douleur quelquefois très-considérable; en d'autres termes, la douleur que manifeste le malade dans l'exercice de certaines fonctions, vient fournir un nouvel élément de diagnostic dans la détermination du siége précis de la lésion et du tendon qui en est l'objet.

La douleur provoquée par les mouvements communiqués est ordinairement très-vive, les malades redoutent cette douleur, et donnent ordinairement à la partie malade une attitude qui non-seulement met les tendons affectés dans un certain relâchement, mais qui encore les tiendra plus facilement à l'abri des mouvements communiqués accidentels.

Ce mode de phénomènes douloureux ne disparaît que très-tard ; même après que tout gonflement a disparu, que la pression directe n'est plus douloureuse, les mouvements communiqués sont encore difficilement tolérés par les malades.

Nous avons dit qu'on constatait quelquefois au début de la période d'état un peu de fièvre, un peu de malaise, quelquefois un certain degré d'anorexie ; ces phénomènes lorsqu'ils existent sont très-passagers, ils disparaissent dans les premiers jours de la maladie pour faire place à un état général ordinairement irréprochable.

Telle est la description des cas types de la maladie. On a même pendant longtemps fait du rhumatisme mono-articulaire ou mono-tendineux le seul type du rhumatisme blennorhagique. La clinique, qui justifie souvent cette manière de voir, ne nous présente pas toujours la synovite tendineuse blennorrhagique sous un type aussi franc, aussi net, aussi peu compliqué que nous le présente la description que nous venons d'en donner.

De même que dans l'arthrite blennorrhagique on a vu plusieurs articulations envahies en même temps, quelquefois même des synovites marcher de pair avec l'arthrite ; de même dans la synovite tendineuse nous voyons l'affection occuper non-seulement un système de tendons ayant leurs gaînes contiguës, mais plusieurs tendons à la fois, situés tantôt à de petites distances, tantôt éloignés les uns des autres ; quelquefois même la synovite tendineuse peut se compliquer d'une synovite articulaire frappant une articulation plus ou moins éloignée du foyer tendineux. Mais, chose remarquable, même dans les cas où plusieurs systèmes sont pris à la fois, l'état général reste satisfaisant, et il est rare que l'affection ne prédomine pas sur un point, articulation ou tendon.

Que devient l'écoulement ? — Sur ce point les observateurs n'ont pas toujours été d'accord. Les uns ont prétendu que le rhumatisme blennorrhagique réagissait constamment et d'une facon puissante sur l'écoulement, les autres ont nié cette réaction. Nous croyons que l'écoulement diminue, quoique peu sensiblement, dans un grand nombre de cas, souvent aussi il reste stationnaire. Dans deux observations, lues à la Société médicale des hôpitaux par M. Hervieux, l'écoulement s'était suspendu, dés l'apparition de la complication rhumatismale, pour reparaître ensuite après la guérison du rhumatisme. Ces faits sont très-rares nous ne les citons que pour mémoire.

Siége habituel. — La synovite tendineuse peut affecter un grand nombre de tendons, cependant elle frappe de préference, du côté de la main, les tendons extenseurs des doigts, le tendon fléchisseur du pouce ; du côté du pied, les localisations ne sont plus aussi nettes, tous les tendons peuvent être pris soit isolément, soit en masse ; l'observation 4 nous en fournit un exemple.

En dehors des tendons du pied et de la main qui sont le plus fréquemment touchés par l'affection, il n'est pas rare de voir l'affection gagner les tendons de la patte d'oie, biceps fémoral, biceps brachial.

Durée. — Dans les cas ordinaires nous voyons la synovite tendineuse blennorrhagique durer de quatre à six semaines ; dans un cas très-léger (obs. 3) nous l'avons vue durer à peine huit jours ; il est plus fréquent de voir la maladie se prolonger au-delà de quatre à six semaines que de la voir guérir dans le courant du premier mois.

Les cas les plus rebelles de cette affection se rencontreraient, du moins d'après quelques observations, chez les individus qui ont une aptitude presque fatale à contracter à chaque blennorrhagie une des complications rhumatismales.

Complications. — Une des complications possibles de la synovite tendineuse blennorrhagique, c'est l'arthrite de même nature (obs. 5) quelquefois aussi fixe, aussi persistante que la synovite, le plus souvent survenant par poussées, séparées par des intervalles plus ou moins longs, et frappant différentes articulations sans que cependant les phénomènes morbides déterminés dans les articulations soient poussés à un aussi haut degré que ceux qu'on observe dons l'arthrite blennorrhagique proprement dite.

Nous n'avons trouvé dans aucun cas de complication cardiaque pouvant directement se rattacher à l'affection blennorrhagique.

Dans un cas signalé par M. Fournier, une ophthalmie très rebelle est venue s'ajouter à la synovite tendineuse blennorrhagique.

On a cité d'autres complications pouvant survenir dans le cours de l'athrite et de la synovite blennorrhagique, entr'autres le rhumatisme cérébral ; l'extrême rareté de ces complications, l'impossibilité dans laquelle nous avons été de les constater ne nous permettent pas d'en faire une étude approfondie.

Terminaison. La synovite tendineuse est une des formes bénignes de la complication rhumatismale blennorrhagique. Ce n'est pas qu'elle le cède en rien, au point de vue de la durée, au point de vue de la douleur, à l'arthrite blennorrhagique ; elle est surtout plus bénigne sous le rapport de ses conséquences. Dans les cas qui se sont terminés sous nos yeux, nous n'avons pas vu la synovite tendineuse donner lieu à ces infirmités, qui peuvent être la conséquence d'une arthrite blennorrhagique, surtout quand ce sont les grandes articulations du poignet et du genou qui ont été le siége de la maladie.

Le plus souvent les malades conservent quelques jours, souvent quelques mois après leur guérison une certaine difficulté à faire jouer les tendons malades ; souvent même les mouvements communiqués trop violents sont douloureux, et le malade est encore impuissant à exécuter des mouvements spontanés ; mais cet état est susceptible d'une grande amélioration. Dans les 4 ou 5 cas qui se sont complètement terminés sous nos yeux, nous avons pu constater trois fois le retour à l'état physiologique à peu près parfait des tendons antérieurement pris ; une fois les fonctions de ces tendons s'exécutaient avec une certaine lenteur et incompèltement. Dans un dernier cas que j'ai recueilli à l'hôpital de Lariboisière les fonctions des tendons primitivement malades ne s'exécutaient que dans des limites excessivement restreintes et entraînaient la presque incapacité du membre ; il est vrai de dire que chez ce malade l'affection n'avait pas marché franchement (obs. 7). Il était rhumatisant, ses synovites tendineuses s'étaient compliquées d'arthrite, et, ces arthrites elles-mêmes avaient revêtu les caractères de l'arthrite déformante.

Pronostic. Il est toujours bénin ; on peut presque toujours, pour ne pas dire toujours, affirmer que le malade guérira ; la grande difficulté consiste à dire, même à peu près, à quelle époque le malade sera débarrassé de son affection et s'il en sera complètement débarrassé ; en un mot, si les organes atteints pourront reprendre les fonctions d'où dépendra l'existence matérielle du malade.

Nous croyons qu'on doit être très-réservé pour ce qui est de la durée et des conséquences futures de la synovite tendineuse ; nous avons vu certains cas bénins en apparence (obs. 2) s'éterniser pendant des mois entiers et éprouver dans le cours de leur évolution des recrudescences nombreuses.

On doit en outre avertir les malades qu'il existe chez eux une prédisposition inconnue, mais très-réelle à cette variété d'accidents blennorrhagiques, et qu'une nouvelle blennorrhagie peut être l'origine d'un nouveau rhumatisme.

Toutefois il ne faut rien exagérer, car la manifestation d'accidents rhumatismaux dans le cours d'une blennorrhagie n'implique pas d'une façon nécessaire la reproduction des mêmes phénomènes dans les blennorrhagies ultérieures.

Diagnostic. — Le diagnostic de la synovite tendineuse blennorrhagique n'offre pas de grandes difficultés, la localisation de la maladie, et surtout les douleurs vagues et passagères, qui ont précédé cette localisation, sont des éléments précieux pour le diagnostic. On a même été jusqu'à dire que, chez un individu qui se présentait avec ces deux éléments morbides, on était autorisé à soupçonner *à priori* la nature blennorrhagique de l'affection. L'apyrexie presque constante, et enfin l'examen des parties génitales viennent compléter le diagnostic.

Diagnostic différentiel. — Nous devons distinguer la synovite tendineuse blennorrhagique :

1° *D'avec l'arthrite blennorrhagique :* Dans certains cas lorsque plusieurs tendons, occupant le pourtour d'une articulation, sont pris simultanément, si on se contente de faire un examen superficiel, on pourra méconnaître la synovite tendineuse et croire à une arthrite, alors que l'articulation en elle-même est parfaitement saine. On se tiendra en garde contre cette erreur si on analyse de près les phénomènes douloureux, qui seront accusés par le malade, d'abord quand on exercera la pression directe, en second lieu lorsqu'on fera exécuter à l'articulation des mouvements dans tous les sens. Si la pression au niveau du trajet de certaines gaînes tendineuses déjà envahies par le gonflement détermine de la douleur, si cette douleur est exaspérée par les mouvements qui nécessitent le concours du tendon correspondant, et, qu'en outre les mouvements imprimés à l'articulation dans l'état de relâchement des muscles ne soient pas douloureux ; si enfin le gonflement affecte une forme particulière, allongée, on aura affaire à une synovite des tendons.

2° *D'avec la synovite tendineuse rhumatismale.* — La description des symptômes de cette variété de synovite tendineuse ne diffère guère de celle que nous avons donnée à propos de la synovite tendineuse blennorrhagique. La synovite tendineuse rhumatismale est une affection toujours fébrile, et cette fièvre est plus intense que dans la synovite tendineuse blennorrhagique, elle n'est pas précédee par des douleurs fugaces, mobiles, ne faisant qu'effleurer un ou plusieurs systèmes articulaires ou tendineux avant de se fixer définitivement sur un tendon ou une articulation. Enfin c'est une affection mobile, pouvant multiplier ses manifestations et débutant d'emblée.

Nous n'avons pas vu signalé, dans la synovite rhumatismale, cet œdème considérable que nous avons toujours noté dans la synovite blennorrhagique, œdème dont le caractère principal consiste à s'étendre bien au-delà du siége occupé par la douleur, et le changement de coloration des téguments.

3° *D'avec la synovite syphilitique.* — Celle-ci serait au dire de certains auteurs plus fréquente chez la femme que chez l'homme. En outre dans un assez grand nombre de cas, l'épanchement serait peu abondant, la peau conserverait sa coloration normale, et la douleur serait insignifiante (Verneuil).

Il est vrai de dire qu'il y a quelquefois une suffusion rosée des téguments et de douleur à la pression, mais ces deux caractères de la synovite tendineuse syphilitique n'atteignent jamais les proportions que nous leur avons vu prendre dans la synovite tendineuse blennorrhagique.

4° *D'avec la synovite goutteuse.* — La synovite goutteuse survient ordinairement après un accès de goutte ; l'épanchement est quelquefois assez considérable et suit la gaîne d'un des tendons du pied ou de la main ; cet épanchement peut même persister longtemps comme dans la synovite tendineuse blennorrhagique. Mais elle se distingue surtout de cette dernière par le mode d'invasion de la maladie, l'intensité moindre de la douleur, et enfin les deux principaux éléments du diagnostic seront fournis par la constatation de l'accès goutteux récent et l'absence de toute blennorrhagie.

5° *D'avec la synovite tendineuse professionnelle.* — Les lésions professionnelles de cette espèce occupent ordinairement un siége unique ; elles occupent un organe dont le malade a fait un usage exagéré. Leur début peut être rapide et consécutif au fonctionnement prolongé et violent de certains muscles ; d'autres fois le début de ces synovites tendineuses est plus lent, pour ainsi dire chronique ; ces épanchements tendineux donnent lieu à de la crépitation. Ils sont très-tenaces et peuvent récidiver. Leurs caractères principaux ressortent surtout de leur durée et des lésions chroniques auxquelles ils exposent et qui nécessitent quelquefois une intervention chirurgicale.

TRAITEMENT.

L'étude des divers procédés thérapeutiques employés jusqu'à nos jours contre les complications rhumatismales de la blennorrhagie est étroitement liée à l'histoire de la pathogénie de ces mêmes complications.

Nous voyons, en effet, les médecins suivre des voies différentes, formuler des indications thérapeutiques absolument contraires, dans le traitement de ces complications, suivant qu'ils ont accordé leur faveur à telle ou telle théorie, proposée pour expliquer le mode de production de la maladie.

C'est ainsi que nous avons vu les partisans de la métastase chercher à combattre l'arthrite par des irritations pratiquées sur le canal de l'urèthre, et destinées à y rappeler l'écoulement qui s'était porté sur un système quelconque de l'économie. Ce procédé barbare, fondé du reste sur une idée fausse, est universellement abandonné de nos jours.

Nous diviserons le traitement de la synovite tendineuse en traitement général et traitement local.

1° *Traitement général.* — Presque abandonné aujourd'hui, ce traitement général s'adressait à la synovite tendineuse blennorrhagique, en tant que maladie rhumatismale plutôt que comme affection spéciale blennorrhagique. Ainsi on a souvent administré les diurétiques, le nitrate de potasse entr'autres ; on a souvent donné aussi la teinture de colchique à hautes doses, l'iodure de potassium.

De l'avis d'un grand nombre de praticiens, ces médicaments sont pour le moins inutiles.

Rollet prétend avoir obtenu de bons résultats des émétiques et des purgatifs.

Dans ces derniers temps on a employé les mercuriaux et même le sulfate de quinine.

Nous ne sommes pas à même de constater les effets de la médication interne, ne l'ayant vu employer chez aucun de nos malades ; nous nous croyons cependant autorisé à dire, en nous fondant sur les opinions les plus compétentes, que cette médication est presque toujours impuissante, lorsqu'elle n'est pas nuisible.

2° *Traitement local.* — La médication locale, bien dirigée, et surtout activement employée, a rendu de nombreux services. Cette médication diffère suivant la période du mal ; dans la première période, celle qui correspond à la tuméfaction, au changement de coloration douloureuse des téguments, nous aurons recours aux sédatifs locaux, narcotiques et émollients ; on fera des onctions avec une pommade belladonée ; on appliquera sur le membre des cataplasmes laudanisés ; si l'inflammation est vive, on pourra même avoir recours à une émission sanguine locale, qu'on pourra répéter le surlendemain, si l'inflammation n'a pas diminué.

Dans une période plus avancée de la maladie, quand l'inflammation est moins vive, on doit avoir recours aux vésicatoires volants, plusieurs fois répétés ; les badigeonnages à la teinture d'iode pourront être, après les vésicatoires, de quelque utilité ; enfin on retire surtout des grands avantages de l'immobilisation et de la compression.

Enfin, dans les cas où la synovite tendineuse laisse à sa suite des roideurs et un certain degré d'impuissance dans l'accomplissement de certaines fonctions, qui nécessitent le concours de la gaîne malade, on aura recours aux douches sulfureuses, aux bains de vapeur, aux fumigations aromatiques, au massage, enfin aux eaux minérales sulfureuses et en particulier à celle d'Aix en Savoie.

Faut-il traiter la blennorrhagie ? ce traitement exerce-t-il une influence quelconque sur la marche de la complication blennorrhagique ?

Certains auteurs, nous l'avons déjà dit, loin de chercher à guérir la blennorrhagie, s'appliqueraient à la rappeler lorsque cette blennorrhagie aurait disparu ou aurait une certaine tendance à disparaître ; nous ne reviendrons pas sur cette pratique qui n'est plus suivie aujourd'hui.

Nous croyons qu'il est du devoir du médecin de traiter et de guérir la blennorrhagie. Ce n'est pas qu'on obtienne généralement du côté de la synovite une amélioration notable, mais il suffit que cette amélioration ait été signalée par quelques médecins pour qu'on s'applique à obtenir la guérison de la blennorrhagie. Il est du reste à remarquer que le traitement de l'uréthrite ne contrarie en rien celui de la synovite tendineuse, qu'on peut sans inconvénient les faire marcher tous deux de front, et qu'il est d'autant plus facile de guérir la blennorrhagie que le malade est dans un état de repos forcé favorable à la guérison de son écoulement.

Nous devons cependant dire en terminant que, dans le plus grand nombre des cas, le traitement de la blennorrhagie n'exerce aucune influence sur la marche de la synovite tendineuse blennorrhagique.

OBSERVATIONS.

OBSERVATION I.

Synovite des tendons extenseurs des doigts.

La fille *Hubert* (Marie), âgée de 37 ans, exerçant la profession de cuisinière, entre à l'hôpital de la Pitié, salle Saint-Charles, le 20 avril 1875. Elle est d'une constitution robuste, elle n'a jamais eu de rhumatismes, elle n'a jamais fait de maladie grave.

Environ quinze jours avant son entrée elle avait ressenti un peu de douleur le matin en urinant; ces douleurs avaient augmenté et s'étaient accompagnées d'un léger écoulement verdâtre. La malade continuait son travail, lorsque le dimanche matin 18 avril, elle s'aperçut d'une douleur accompagnée d'un peu de gonflement au niveau de la gaîne des tendons extenseurs des doigts. Dans la soirée du dimanche, l'enflure gagnait tout l'espace qui correspond au dos de la main ainsi que la face correpondante des doigts, la malade avait dû cesser son travail dans la journée même.

Elle entre à l'hôpital, salle Saint-Charles, le lundi 19 avril; le lendemain à la visite du matin, nous constatons l'état suivant :

La malade n'accuse ni malaise, ni anorexie; nous constatons une apyrexie complète, la malade ne se plaint que d'une vive douleur dans le poignet droit. A l'examen nous trouvons : une tumeur allongée commençant à six centimètres environ au-dessus de l'interligne articulaire du poignet et qui s'étend en s'élargissant sur le dos de la main jusqu'à l'extrémité des doigts. En explorant minutieusement la tumeur, nous percevons une sensation d'empâtement sur le trajet de la gaîne des extenseurs sur une étendue d'environ sept à huit centimètres en longueur et trois centimètres en largeur ; l'espace qu'occupe cet empâtement correspond parfaitement au trajet que suivent les tendons extenseurs des doigts. La pression à ce niveau provoque des douleurs considérables, la malade évite tout mouvement volontaire des doigts, si on communique à ces derniers le moindre mouvement, on provoque des douleurs analogues à celles que provoque la pression sur la région tuméfiée; ce sont surtout les mouvements imprimés aux quatre derniers doigts qui paraissent particulièrement douloureux, les mouvements imprimés au pouce sont moins sensibles. La portion de la peau qui revêt la zone douloureuse est d'un rouge violacé; au pourtour et jusqu'à l'extrémité des doigts nous constatons un œdème considérable, la portion œdématiée est indolore.

Les mouvements du poignet lorsque la malade veut bien consentir à relâcher ses muscles ne provoquent aucune douleur. Les doigts sont à demi-fléchis dans la main.

Le siége de ces douleurs nous fait penser à une affection d'origine blennorrhagique. Nous questionnons la malade à ce point de vue. Elle avoue qu'après un coït, probablement impur, elle a ressenti des douleurs en urinant, qu'elle a vu son linge souillé de taches verdâtres. La malade a ses règles, l'examen de l'urèthre ne peut être fait le jour même.

22 avril. La malade dit avoir boucoup souffert pendant toute la nuit : les douleurs à la pression sont aussi intenses et occupent le même espace que la veille. Au niveau des points douloureux la peau offre encore une teinte un peu rougeâtre ; l'œdème qui environnait la portion douloureuse, et qui était surtout intense au niveau des articulations métacarpo-phalangiennes, a beaucoup diminué; la position des doigts est toujours la même.

Fièvre toujours nulle, angue nette, appétit conservé, cœur absolument indemne.

L'examen au spéculum a révélé de l'uréthrite.

Les 23 et 24. Même état; les douleurs nocturnes sont intenses, les onctions avec la pommade belladonée, n'amènent aucun soulagement, le membre est enveloppé dans de la ouate.

Le 25. La malade refuse de se soumettre à un deuxième examen au spéculum ; elle quitte la salle Saint-Charles. Nous la retrouvons quelques ours après à l'hôpital Saint-Antoine, salle Sainte-Jeanne.

Elle nous apprend que le lendemain de son entrée à l'hôpital Saint-Antoine, on a enveloppé le membre malade dans un pansement ouaté fortement serré, de manière à ce que une compression assez forte fût exercée sur la partie tuméfiée. Traitement de l'uréthrite par le copahu.

Huit jours après, 4 mai, enlèvement du pansement ouaté. La tuméfaction a presque disparu, mais la douleur persiste encore au point où nous l'avions constatée auparavant.

Le lendemain la tuméfaction s'était reproduite avec la forme allongée qu'elle affectait auparavant, et, donnant à la pression une sensation d'empâtement. — Vésicatoire.

L'interne du service, M. Chenet, qui a examiné la malade au spéculum, nous dit avoir trouvé un peu d'uréthrite se compliquant d'un certain degré de catarrhe du col utérin.

Le 6 mai. La tuméfaction et la douleur persistent toujours dans les mêmes points; au pourtour l'œdème a considérablement diminué.

Les doigts sont encore à demi-fléchis dans la main, les mouvements qu'on leur communique provoquent de violentes douleurs. — Nouveau vésicatoire.

Le 12. La tuméfaction qui siégeait sur le trajet de la gaîne des tendons extenseurs a entièrement disparu, la pression à ce niveau n'est plus douloureuse; les doigts sont un peu fléchis dans la main, les mouvements qu'on essaie de leur communiquer sont encore douloureux.

Le 14. La synovite éprouve une certaine recrudescence, réapparition du gonflement, de la douleur et de l'œdème; application d'un appareil ouaté compressif. Il y a toujours de l'uréthrite, de la vaginite et un catarrhe du col considérable.

Le 21. Le pansement ouaté est renouvelé; on pratique l'extension forcée des doigts qu'on maintient dans cette position grâce à la planchette de bois.

Le 26. Le pansement ouaté est enlevé, le gonflement a disparu, pas de douleur à la pression, la flexion spontanée des doigts est impossible, la flexion forcée est douloureuse. On ordonne des douches de vapeur sur l'avant-bras et sur la main.

Il existe toujours un peu d'uréthrite.

Observation II.

Synovite des extenseurs des orteils.

La nommée *René* (Marie), mécanicienne, âgée de 28 ans, entre le 25 mars 1875, à l'hôpital de la Pitié, salle Saint-Charles, service de M. le professeur Lasègue.

Elle est d'une constitution lymphatique; elle a été réglée très-tard, ses règles ont apparu pour la première fois à l'âge de 18 ans, puis se sont suspendues pendant six mois. N'a pas fait de maladies graves, si ce n'est une variole qu'elle fait remonter à une quinzaine d'années.

Première couche très-bonne à 26 ans. Un an plus tard elle fait une fausse couche et entre quelques jours après à l'hôpital pour y être traitée d'une métrite qui dura environ six mois.

Il y a huit jours (14 mars), elle a été prise d'un frisson qui a duré quelques minutes et qui a été suivi de chaleur et de sueurs. Le lendemain elle s'aperçut d'une douleur dans le genou droit; le jour suivant à la douleur du genou droit avait succédé une douleur dans les articulations sacro-iliaques; celle-ci disparaissait elle-même après quelques heures pour faire place à une douleur qui semble avoir siégé dans les articulations des vertèbres cervicales.

A ces dernières douleurs qui ne persistèrent que quelques heures succédaient des douleurs, non moins fugaces, envahissant successivement les articulations de l'épaule, du coude et de nouveau l'articulation du genou droit, où elles se fixèrent pendant trois jours.

Enfin la douleur quittait le genou droit pour venir se fixer définitivement à l'extrémité des tendons extenseurs des trois derniers orteils du pied gauche. C'est à ce moment que la malade entre à l'hôpital; nous constatons l'état suivant :

Sur la partie dorsale du pied gauche nous constatons une zône tuméfiée, avec changement de couleur à la peau, qui est d'un rouge violacé. La tuméfaction commence à sept centimètres en arrière des espaces interdigitaux et s'étend jusqu'à l'extrémité des trois derniers orteils; en largeur cette tuméfaction occupe environ six centimètres. La pression est très-douloureuse surtout vers le milieu de la partie tuméfiée que nous représenterons pour nous faire une idée à peu près juste de son siége correspondant anatomiquement aux trois derniers métatarsiens. L'affection siége, à n'en pas douter, dans la gaîne des tendons extenseurs, on y perçoit une fluctuation très-vague, plutôt de l'empâtement. Les mouvements de lateralité qu'on cherche à imprimer aux orteils ne sont pas douloureux, mais la manœuvre par laquelle on cherche à les fléchir provoque des douleurs considérables et même des cris. La malade est dans l'impossibilité de marcher, elle ne peut même pas appuyer son pied par terre, la douleur retentissant jusqu'à la face plantaire du pied.

La malade nous dit avoir eu de la fièvre, actuellement nous constatons une apyrexie complète, l'appétit est un peu diminué; pertes blanches très-considérables.

L'auscultation du cœur révèle un bruit de souffle au premier temps et à la pointe; on entend aussi à la base un souffle du premier temps qui est indépendant de celui de la pointe.

Cette malade présente en outre des phénomènes non douteux d'hystérie, elle a éprouvé très-nettement la sensation de boule et elle est complètement anesthésique de toute la moitié gauche du corps.

Le soir de son entrée on constate une tuméfaction de la face antérieure du poignet droit; cette tuméfaction ayant la forme d'une plaque arrondie située un peu au-dessus de l'interligne articulaire du poignet droit s'accompagne de rougeur et correspond aux gaînes des fléchisseurs. La pression et les mouvements des doigts déterminent de la douleur dans le point tuméfié, cette tuméfaction disparaît au bout de quarante-huit heures.

Le 27 mars. Douleur au niveau du ligament latéral interne du genou, cette douleur dure vingt-quatre heures.

Du côté du pied la douleur est surtout intense pendant la nuit.

Les fonctions digestives restent bonnes; la langue est blanchâtre, pertes verdâtres très-considérables, pas d'uréthrite.

Les 28 et 29. La malade souffre beaucoup et surtout la nuit. Les onctions avec la pommade belladonée n'amènent pas de soulagement, le pied est enveloppé dans de la ouate. Pertes toujours abondantes et verdâtres.

Le 30. La taméfaction douloureuse des gaînes tendineuses

du pied est plus étendue que la veille, elle a gagné en largeur, elle s'est communiquée à l'extrémité du tendon de l'extenseur du deuxième orteil, qui cependant est pris dans une étendue moindre que ceux des troisième, quatrième et cinquième. La malade a beaucoup souffert pendant la nuit; la partie qui est le siége de la douleur a une coloration plus violaeée que celle que nous avions constatée la veille; œdème au niveau des points douloureux se continuant jusqu'au niveau de la partie antérieure du ligament annulaire du tarse; pertes d'un blanc verdâtre très-considérables, langue toujours largement couverte d'un enduit blanchâtre.

1er avril. Apparition des règles qui cette fois sont très-abondantes; la douleur du pied n'a pas sensiblement changé.

Le 2. Même état.

Le 3. Les douleurs ont été moindres pendant la nuit; la pression les réveille avec la même intensité et dans la même étendue; disparition des règles dans la journée.

Le 4. Les douleurs ont diminué d'intensité pendant la nuit; la pression n'est douloureuse que dans un espace très-limité au niveau de la racine des deux derniers orteils. La peau a perdu en partie sa coloration violacée; la coloration et l'œdème sont moindres et plus circonscrits : pertes blanches absolument nulles; la malade a essayé de marcher en n'appuyant toutefois que son talon par terre.

Le 5. Absence de douleurs nocturnes; la douleur à la pression a encore diminué; il en est de même du gonflement de l'œdème; pas de pertes blanches, langue à peu près dépouillée de son enduit blanchâtre.

Le 8. Réapparition des pertes blanches, La douleur du pied n'a pas pris d'extension : dans la nuit, légère douleur dans le genou droit; la douleur occupe à la partie interne du genou une plaque de la grandeur d'une pièce de cinq francs et parait siéger sur le trajet de la patte d'oie. La malade ne peut étendre son genou qu'elle conserve légèrement fléchi; l'extension volontaire ou forcée est douloureuse. Pas de liquide dans l'articulation. A niveau du point douloureux, un peu d'empâtement. La peau n'a pas changé de couleur d'une façon appréciable. Douleurs assez vives à la pression.

Le 13. Les pertes blanches continuent plus abondantes et

plus verdâtres ; la douleur du genou a augmenté d'intensité ; depuis hier légère douleur dans l'épaule droite.

Le 15. Les pertes blanches ont diminué, la douleur du pied aussi. Il en est de même de celle du genou ; l'extension de l'articulation du genou est encore un peu douloureuse. La douleur de l'épaule a disparu ; la malade commence à marcher assez facilement.

Le 19. Encore quelques pertes verdâtres ; les douleurs ont presque disparu ; celle du genou semble avoir complètement disparu ; sauf une sensation de raideur qu'elle éprouve dans le membre, la malade marche assez facilement. Douleur à peine perceptible au niveau de la racine du petit orteil. Le pied du côté malade est dépourvu de tout gonflement, et sauf une douleur très-légère à la pression et dans la marche, il a pu reprendre facilement ses fonctions.

Le 20. Même état. La malade se plaint de douleurs dans le bas-ventre. Elle accuse une métrite ancienne, le toucher vaginal nous révèle un col un peu en rétro-version, un utérus assez mobile, un peu gros, surtout douloureux lorsqu'on lui imprime des mouvements, encore un peu d'engourdissement du pied, marche facile.

Le 28. Douleurs du pied et du genou ont disparu. La malade demande sa sortie.

Observation III.

Synovites tendineuses blennorrhagiques du jambier postérieur et des fléchisseurs des orteils.

Le nommé Grolet (Louis), âgé de 19 ans, garçon marchand de vins, entre le 17 avril 1875, salle Saint-Paul, hôpital de la Pitié, service de M. Lasègue.

La santé générale est très-bonne ; il ne se souvient pas d'avoir jamais eu d'affection rhumatismale.

Il se plaint d'avoir un peu toussé, surtout le matin, à la fin de cet hiver ; il a toujours travaillé régulièrement jusqu'à hier dans un local qui n'est ni froid ni humide : il est au premier étage et n'a aucune occupation dans la cave.

Il entre à l'hôpital pour une douleur siégeant sur le bord antéro-interne du coude-pied gauche. Cette douleur s'accompagne d'un peu de gonflement avec changement de couleur à la peau, et a été précédée, au dire du malade, de douleurs fugaces dans plusieurs articulations.

Aussitôt l'attention est attirée vers l'origine blennorrhagique de son affection et on l'interroge dans ce sens ; il nous apprend, en effet qu'il a eu à 15 mois d'intervalle deux blennorrhagies : a première, contractée en février 1873, a été guérie définitivement au mois de juin de la même année : la seconde date de novembre 1874 et n'a jamais été complètement guérie ; elle a été probablement entretenue par les excès vénériens auxquels le malade se livrait, dès qu'il voyait un peu d'amélioration. L'écoulement a diminué progressivement jusqu'à la goutte militaire, dont ce garçon constate encore tous les matins la persistance.

Tous les détails que le malade donne sur le début de ses douleurs appartiennent bien à la complication blennorrhagique.

Mercredi 14 avril. Premières douleurs fugaces dans le genou droit et la cheville du même côté.

Jeudi soir, 15. La cheville gauche est douloureuse, le malade prend un bain de vapeur qui le soulage momentanément, puis la douleur reparaît ; pendant ces deux jours, il n'a pas cessé de travailler.

Vendredi, 16 avril. Les douleurs ont disparu dans les autres jointures, mais se sont accrues au contraire au niveau de la malléole interne du côté gauche, pour y rester définitivement localisées. Ne pouvant se rendre à son travail, le malade va consulter un médecin qui l'engage à entrer à l'hôpital.

17 avril. Il arrive ce matin pendant la visite dans le service de M. Lasègue et est examiné aussitôt. On constate une tuméfaction modérée, absolument limitée à la face antéro-interne du coude-pied ; cette tuméfaction s'accompagne de douleurs, de chaleur et d'une rougeur livide tirant sur le violet ; elle siége dans une étendue de six à sept centimètres de longueur sur quatre à cinq de hauteur, limites représentées sur le squelette par le scaphoïde en avant, le sommet de la malléole interne en arrière, la face interne de l'astragale et une portion de la face correspondante du calcanéum. En étudiant la douleur, on constate qu'elle n'est pas spontanée, qu'elle n'existe que dans la marche et par le fait de la pression ; la souffrance que le malade accuse pour marcher et même pour poser les

pieds par terre occupe un siége constant ; elle suit une ligne courbe qui contournerait la malléole interne en représentant exactement la direction des tendons du jambier et des fléchisseurs commun et propre des orteils. Quant à la douleur provoquée, elle paraît comme la douleur de la marche, résider dans les parties tendineuses péri-articulaires, puisque d'une part la pression sur la couche tout à fait, superficielle (peau, tissu celulaire sous-cutané) ne suffit pas à la produire, et que d'autre part les mouvements de l'articulation, même forcés, flexions, extension, mouvements de latéralité, ainsi que le frottement ou le choc brusque des surfaces articulaire l'une sur l'autre ne provoquent aucune douleur.

On est donc conduit par élimination à localiser les lésions inflammatoires dans les gaînes fibro-tendineuses des trois muscles profonds postérieurs de la jambe immédiatement appliqués derrière la malléole interne, et on peut les localiser, enfin, très-probablement dans le paquet graisseux justement très-volumineux à la partie interne qui double la synoviale de cette articulation.

L'examen autorise pour le moment à porter un pronostic bénin, pronostic que confirme du reste l'état général.

Il n'y a pas de fièvre ; pas d'anorexie. L'ausculation du cœur et des poumons donne un résultat négatif. L'appétit, le sommeil sont conservés ; la langue est blanchâtre et pâteuse.

La douleur et la tuméfaction persistent avec une intensité très-modérée et une absence complète de symptômes généraux aigus : mais leur maximum a changé de siége et contournant la malléole, s'est porté en arrière seulement sur la face interne du calcanéum dans une étendue à peu près égale au gonflement observé hier à la portion antéro-interne de l'articulation. La région scaphoïdienne est de nouveau indolente et a repris son aspect normal.

Le 19. Amélioration énorme dans l'état du malade : les signes physiques et les troubles dans les symptômes fonctionnels ont brusquement disparu : tuméfaction à peine appréciable, légère, teinte violacée entourant encore la malléole et allant très-vite en s'éteignant : La pression ni la marche ne provoquent plus de douleur notable.

Le 21. La guérison est complète. On peut impunément malaxer en tous sens l'articulation tibio-tarsienne gauche. Ce garçon désire sortir dès demain.

Le 22. Sortie. Une teinte diffuse légèrement violacée indique à peine le siége de la complication blennorrhagique guérie.

Observation IV.

Synovites tendineuses multiples d'origine blennorrhagique, siégeant au pourtour de l'articulation tibio-tarsienne gauche.

La nommée Augustine Lévêque, âgé de 19 ans, domestique, entre le 7 mai, salle Sainte-Jeanne, hôpital Lariboisière.

Elle n'a pas fait de maladie grave ; elle n'a jamais eu de rhumatismes, elle a fait une première et très-bonne couche il y a 16 mois.

Depuis huit jours cette jeune fille souffre au niveau de l'éminence thénar de la main droite ; un peu de gonflement s'y est manifesté ; pas de réaction générale.

Actuellement, le gonflement a beaucoup diminué, la douleur limitée à la région thénar accompagne la gaîne du long fléchisseur propre du pouce et se termine comme elle d'un côté un peu au-dessus du poignet et de l'autre à la base de la deuxième phalange.

Depuis trois jours, douleurs et gonflement au pourtour de l'articulation tibio-tarsienne gauche. Le gonflement porte sur les gaînes des péroniers latéraux, mais surtout sur celles du jambier antérieur et de l'extenseur commun à la partie antérieure de l'articulation. Il y a aussi un très-léger gonflement, mais une douleur assez nette au niveau de la gaîne du jambier postérieur ; l'articulation est indemne. La malade n'éprouve qu'une douleur légère pendant la journée, mais les douleurs augmentent surtout pendant la nuit.

Nous avons ausculté le cœur de la malade, et l'auscultation ne nous a fourni aucun signe qui pût nous révéler la moindre lésion. Interrogée au sujet de la blennorrhagie, la malade n'a répondu que par des dénégations ; à son dire, pas de douleurs en urinant, pas de flueurs blanches ; néanmoins la limitation exacte de l'affection aux gaînes tendineuses et les conditions accessoires d'âge et de conduite de la malade inclinent à penser à des synovites tendineuses multiples blennorrhagiques.

A son entrée la malade ayant ses règles, l'examen des parties génitales ne peut être pratiqué ; mais quelques jours après, on reconnaît sans peine une blennorrhagie vaginale et uréthrale très-accentuée.

Le 16. Les symptômes sont restés stationnaires du côté du pied ; plus de gonflement du côté de la gaîne du long fléchisseur du pouce : la pression au niveau de cette gaîne tendineuse détermine encore un peu de douleur. La flexion forcée du pouce est aussi douloureuse ; les douleurs nocturnes persistent et troublent le repos de la malade.

Le 18. Les gaînes tendineuses semblent plus distendues par l'épanchement ; la douleur a été très-vive la nuit précédente ; l'œdème a augmenté dans des proportions notables et occupe toujours tout le dos du pied ; pas de phénomènes généraux.

La maladie reste stationnaire jusqu'au samedi 22 mai.

Samedi 22 mai, Premier vésicatoire à la partie antérieure du coude-pied au niveau des tendons extenseurs communs des orteils.

Mardi, 25 mai. Vésicatoire au niveau de la gaîne des péroniers.

OBSERVATION V.

Synovite blennorrhagique du fléchisseur propre du pouce.

La nommée X..., âgée de 26 ans, journalière, d'un tempérament un peu lymphatique, mais d'une bonne santé habituelle, vient me consulter pour une douleur qu'elle éprouve dans le pouce de la main gauche. Cette femme est régulièrement réglée.

Vers le milieu du mois d'août, elle éprouve un matin une douleur dans une épaule ; le soir les genoux sont pris ; le lendemain matin en se levant elle sentit dans la main gauche une légère douleur qui ne tarda pas à prendre un caractère d'acuité considérable. Cette douleur qui avait commencé par la moitié externe du poignet, gagna rapidement le trajet du fléchisseur propre du pouce sur l'avant-bras et le tendon du même muscle jusqu'à son insertion.

La malade est venue nous trouver le deuxième jour de sa maladie, et nous avons pu constater :

1° Un gonflement assez considérable avec coloration violacée de la peau et chaleur de toute la partie de l'avant-bras qui correspond au muscle fléchisseur propre du pouce ; ces phénomènes étaient surtout accentués au niveau de la partie antérieure et externe du poignet où la douleur paraissait gagner les tendons voisins ; la face palmaire du pouce était légèrement tuméfiée ; le pouce était dans la demi-flexion.

2° La pression était douloureuse sur tout le trajet du fléchisseur propre qui était le siége du gonflement et surtout au niveau du poignet où nous avons constaté le maximum de la douleur à la pression.

3° Les mouvements communiqués au pouce sont très-douloureux ; la douleur retentit au niveau du point où l'extenseur propre du pouce passe en dessous des muscles de la région thénar et se communique au poignet.

Les douleurs sont surtout intenses pendant la nuit : pas de malaise, pas d'anorexie.

Je fais faire quelques onctions avec un liniment chloroformé sur le trajet douloureux.

Le surlendemain la malade vient me trouver ; elle n'avait pas éprouvé de soulagement. Je fais appliquer un vésicatoire un peu au-dessus du poignet où la douleur était plus intense.

Quatre ou cinq jours après, c'est-à-dire vers le neuvième ou dixième jour de la maladie, la malade souffre moins ; la douleur à la pression est moindre, la tuméfaction a un peu disparu, les mouvements imprimés au pouce sont encore douloureux.

J'ordonne quelques badigeonnages à la teinture d'iode.

Huit jours après (dix-huitième jour de la maladie) je vois la malade. Tout trace de tuméfaction a disparu, la douleur à la pression est presque nulle, les mouvements du pouce sont encore un peu douloureux ; la malade cemmence à se servir de sa main.

Quelque temps après j'ai vu la malade ; elle avait repris ses occupations comme par le passé ; plus de trace de douleur, plus de gêne dans les mouvements du pouce.

La malade n'a pas voulu se soumettre à l'examen au spéculum ; elle a prétendu n'avoir pas éprouvé de douleurs en urinant, mais elle avoue avoir remarqué sur sa chemise depuis quelques jours des taches d'un blanc verdâtre.

Pas de fièvre, pas d'anorexie, à peine un peu de malaise tout à fait au début de la maladie.

Observation VI.

Le nommé Cassé (François), âgé de 29 ans, garçon de salle, entre à l'hôpital le 20 avril, salle Saint-Augustin à Lariboisière.

Ce jeune homme est d'un tempérament lymphatique, a eu dans sa jeunesse, à 13 ans, une fièvre typhoïde, jamaisde rhumatismes.

A l'âge de 15 ans, il contracte une première blennorrhagie assez légère qui ne se compliqua d'aucun accident.

A l'âge de 21 ans, il contracte une deuxième blennorrhagie ; quelques jours après il est pris d'une douleur dans le talon gauche et dans une des articulations tibio-tarsiennes. Il va réclamer des soins à l'hôpital du Midi.

Il y a un an, troisième blennorhagie : douleur dans les tendons extenseurs du pied et au niveau de la gaîne des péroniers.

Enfin, en janvier 1875, quatrième blennorrhagie, trois semaines après le début de cette affection, vers le milieu du mois de février; le malade éprouve de la douleur et remarque un certain gonflement vers le bord interne du pied; il entre à l'hôpital et nous constatons l'état suivant :

Blennorrhagie peu intense, en voie de guérison.

Du côté du membre inférieur : Tumeur allongée suivant la gaîne du tendon du jambier postérieur gauche, la peau est d'un rouge violacé, gonflement, douleur à la pression; en pressant au-dessus et au-dessous de la malléole, on sent la fluctuation.

L'appétit est conservé, les phénomènes généraux font absolument défaut. Le malade ne peut marcher; il ne peut poser son pied sur le sol sans éprouver des douleurs très-vives.

Vésicatoire sur la partie tuméfiée. Quelques jours après on constate une certaine tuméfaction et un léger épanchement vers le bord interne du genou droit, cet épanchement paraît avoir son siége dans la gaîne du tendon de la patte d'oie.

Le malade sort de l'hôpital au bout d'environ un mois, complètement guéri.

Observation VII.

Le nommé Dantonet (Louis), 35 ans, employé, entre à l'hôpital le 20 mars, salle Saint-Augustin, à Lariboisière. Il est d'une santé assez débile, il nous accuse une attaque de rhumatisme dont il aurait été pris il y a dix-neuf ans, et qui l'aurait tenu au lit près de deux mois. Complication cardiaque dont nous ne trouvons plus que des traces insignifiantes.

Ce malade avait depuis un an un léger écoulement, dont il ne tenait pas grand compte, lorsque quelques jours avant son entrée à l'hôpital il contracta une vraie blennorrhagie.

Quelques jours après, il ressent une douleur sur le trajet des péroniers. C'est à ce moment qu'il entre à l'hôpital ; nous constatons : une tumeur allongée, un peu fluctuante, située derrière la malléole externe, avec changement de couleur des téguments et douleur à la pression. L'épanchement siége sans nul doute dans la gaîne des muscles péroniers latéraux. Les mouvements de l'articulation sont indolores.

Le 28 mars, environ douze jours après le début de la synovite de la gaîne des péroniers, douleurs et tuméfaction dans l'articulation du poignet gauche. Pas de phénomènes généraux.

Trois jours après, le 1er avril, mêmes symptômes dans l'articulation du poignet droit.

En même temps que les poignets, les gaînes des extenseurs, surtout celles du médius et de l'auriculaire, sont le siége d'un léger épanchement. Au niveau de ces gaînes, les téguments ont pris une coloration un peu rosée, le gonflement est assez considérable ; les deux mains sont prises à un degré un peu différent, la gauche a été plus sérieusement affectée que la droite.

20 avril. Douleurs dans l'articulation scapulo-humérale ; ces douleurs durent à peine quelques heures.

Le 27. La gaîne des péroniers est à peine douloureuse ; il reste encore un légère tuméfaction, le malade commence à appuyer son pied par terre.

Au niveau des poignets, la douleur a cessé ; on peut imprimer des mouvements à l'articulation sans provoquer de la douleur, mais ces mouvements sont incomplets, il y a une ankylose partielle du poignet et un certain degré de déformation dans l'articulation qui pourrait faire croire à du rhumatisme chronique, même à du rhumatisme noueux.

8 mai. La gaîne des péroniers est libre, le malade marche. Encore un peu d'empâtement des gaînes du médius et de l'auriculaire. Poignets dans le même état. Sortie du malade.

Observation VIII.

S. A..., âgée de 29 ans, chemisière, est admise à l'Hôtel-Dieu le 25 juillet 1866. C'est une femme de tempérament lymphatique, de constitution médiocre. Elle accuse comme antécédents morbides une variole et une rougeole. L'année dernière, elle a fait une fausse couche et a été affectée d'une albuminurie qui a duré plusieurs mois. Elle n'a jamais eu de rhumatisme; elle n'est pas sujette aux douleurs rhumatismales. Elle nie tout antécédent vénérien.

Elle raconte que dix jours environ avant son entrée à l'hôpital, elle fut prise de douleurs assez vives siégeant au niveau de l'articulation coxo-fémorale, que ces douleurs disparurent après deux ou trois jours, pour se porter dans l'un des genoux, puis dans le doigt annulaire de la main gauche. Du reste, elle n'a pas eu de fièvre, elle n'a pas perdu l'appétit. Tout son mal, dit-elle, consiste dans les douleurs pour lesquelles elle vient réclamer nos soins.

A la visite du 26 juillet, nous constatons l'état suivant : apyrexie, état normal des grandes fonctions, appétit légèrement diminué. Tuméfaction très-légère du genou droit, sans changement de coloration des téguments; douleurs très-vives à la pression au niveau du sommet de la rotule et sur le bord externe de cet os; mouvements de l'articulation difficiles et douloureux.

Tuméfaction considérable et aspect phlegmoneux de toute la face dorsale du métacarpe gauche, spécialement dans sa moitié cubitale; rougeur des téguments à ce niveau, avec empâtement œdémateux; douleur vive à la pression. Un examen minutieux nous montre que cette douleur siége exclusivement sur le trajet des tendons extenseurs de l'annulaire et de l'auriculaire. La pression exercée sur ces mêmes tendons, au niveau des phalanges, est douloureuse, mais à un bien moindre degré. Les doigts annulaire et auriculaire sont maintenus dans l'extension; si l'on cherche à leur imprimer le moindre mouvement on détermine aussitôt une douleur des plus vives qui arrache un cri à la malade. Le poignet est un peu tuméfié à sa face dorsale, mais les mouvements de l'articulation radio-carpienne sont intacts.

Cet ensemble de symptômes présentait une analogie telle avec plusieurs cas de rhumatisme blennorhagique qui s'étaient offerts à mon observation dans des conditions identiques de siége et de forme, qu'*à priori* je soupçonnai, j'affirmai presque la nature blennorrhagique de cette affection. J'interrogeai la malade dans ce sens. Tout d'abord, vives dénégations, puis aveux complets. Je constatai sur la chemise de nombreuses taches purulentes et verdâtres. L'examen direct fut alors pratiqué et révéla, comme je l'avais supposé, l'existence d'une blennorrhagie uréthrale des plus évidentes. Je fis sourdre de l'urèthre par une pression légère exercée d'arrière en avant, une grosse goutte de pus verdâtre. Le vagin était sain; le col utérin présentait une excoriation superficielle et limitée. De plus, le toucher nous apprit que cette femme était enceinte de quelques mois.

Traitement. — Onctions avec un liniment laudanisé sur la main et sur le genou qui sont enveloppés d'ouate; tisane d'orge; une portion.

Le 29. Même état. De plus, l'extenseur du doigt médius à la même main a été envahi par la douleur. On constate de nouveau l'existence d'une blennorrhagie uréthrale fournissant une assez grande quantité de pus absolument vert. Cautérisation au nitrate d'argent de l'exulcération du còl.

3 août. La tuméfaction de la main n'a pas diminué. Les douleurs à la pression, sur le trajet des tendons extenseurs, sont toujours très-vives; elles deviennent atroces lorsqu'on essaie d'imprimer aux doigts correspondants le plus léger mouvement. Le tendon fléchisseur du pouce, à la main, a été envahi depuis hier. Le genou est moins douloureux depuis quelques jours ; il ne présente plus de tuméfaction. Même état de l'écoulement.

Le 7. Le genou est guéri. Le tendon fléchisseur du pouce n'est plus douloureux. Application d'un second vésicatoire sur le métacarpe.

Le 12. La douleur et la tuméfaction se concentrent sur le

tendon extenseur du doigt auriculaire et s'atténuent sur tous les autres points. Badigeonnages à la teinture d'iode; à l'intérieur, iodure de potassium à la dose d'un gramme.

Dans la seconde quinzaine d'août, le même traitement est continué ; la dose quotidienne d'iodure est portée à 2 grammes, et deux vésicatoires sont encore appliqués sur la face dorsale de la main. Le tendon extenseur de l'annulaire reste toujours très-douloureux à la pression et au moindre attouchement qui fait fléchir le doigt. De plus, l'articulation métacarpo-phalangienne correspondante a perdu ses mouvements, plutôt par le fait d'une immobilité prolongée que par une inflammation qui lui soit propre. L'état général n'a pas changé depuis l'entrée de la malade à l'hôpital. Apyrexie; état normal des grandes fonctions; appétit modéré; cœur intact.

Dans les premiers jours de septembre seulement, le tendon extenseur devient moins douloureux. On peut lui imprimer quelques légers mouvements qui s'accompagnent de cette crépitation particulière à l'inflammation des coulisses tendineuses que l'on a comparée à la crépitation de la neige ou de l'amidon écrasé sous le doigt. L'articulation métacarpo-phalangienne s'ankylose de plus en plus complètement, la malade s'opposant d'une façon absolue à toute tentative de mouvement qui éveille d'intolérables douleurs. Une seule fois je parviens à décider cette femme à me laisser imprimer quelques mouvements à l'articulation, et je romps l'ankylose; mais telle est la douleur qui éclate en ce moment qu'à dater de ce jour la malade se refuse absolument à tout nouvel essai de ce genre. L'écoulement uréthral a diminué et a changé de couleur. On administre le copahu.

Vers le 1er octobre il ne reste plus trace d'écoulement uréthral. L'état général de la malade est des plus satisfaisants. Toute douleur a disparu au niveau du tendon extenseur; mais l'articulation métacarpo-phalangienne est complètement ankylosée. Sortie de l'hôpital dans les premiers jours d'octobre.

Observation IX.

B..., âgée de 22 ans, couturière, d'excellente santé habituelle, entre à l'Hôtel-Dieu le 31 mai 1867.

C'est une femme très-vigoureusement constituée, d'excellente santé habituelle, n'ayant jamais eu comme maladie qu'une rougeole dans son enfance. Réglée à 14 ans ; 4 couches, la dernière il y a sept mois ; 2 fausses couches.

Depuis cinq mois, d'après son dire, elle éprouve dans le genou des douleurs qui, légères d'abord, se sont accrues récemment. Ces douleurs, qui permettaient la marche et même une certaine fatigue à leur début, sont devenues telles depuis quelques semaines que la malade a été forcée de garder le lit. De plus, elle dit souffrir depuis quelque temps dans le côté gauche, dans un coude et dans le talon.

Etat actuel. 1er juin. Apyrexie absolue ; état général satisfaisant ; grandes fonctions intactes ; respiration normale ; cœur sain ; digestions régulières ; appétit diminué depuis quelques semaines, sans doute sous l'influence du séjour au lit.

Comme lésions locales, nous constatons ce qu'il suit :

1o Sur la tubérosité interne du tibia, exactement au niveau de la *patte d'oie*, on remarque une rougeur légère ou plutôt une suffusion rosée des téguments dans l'étendue d'une pièce de 2 francs. C'est là que la malade rapporte ses douleurs. Effectivement la moindre pression exercée en ce point détermine un cri de souffrance. Il existe à ce niveau une certaine tuméfaction avec empâtement, mais sans œdème véritable. La rougeur, la douleur et la tuméfaction sont très-nettement limitées en ce point. Toutes les parties voisines sont saines et indolentes ; l'articulation du genou est absolument intacte.

2o La douleur « de talon » dont se plaint la malade, siége sur le *tendon d'Achille*, à 3 centimètres au-dessus de son insertion au calcanéum. Il existe là, surtout au bord externe de ce tendon, un point circonscrit, douloureux à la pression, mais sans saillie ni rougeur des téguments. Un point semblable se rencontre derrière la malléole interne, et la douleur provoquée à ce niveau par la pression, « retentit jusque dans le gros orteil » lequel, du reste, n'offre rien de pathologique.

3o Au bras gauche, à l'insertion des muscles long supinateur et radiaux externes, tuméfaction notable, mais diffuse et impossible à localiser exactement ; elle est au niveau de l'insertion. En ce point, la pression, surtout exercée profondément, éveille une vive douleur. L'articulation du coude est saine et exécute en toute liberté ses divers mouvements.

4° Douleurs vagues dans la base de la poitrine à gauche, entre la cinquième et la septième côte.

L'étrangeté, et je dirai volontiers la spécialité de tels symptômes, me donnèrent aussitôt le soupçon d'un rhumatisme blennorrhagique. Malgré les dénégations de la malade, je voulus l'examiner, et examen fait, je trouvai ce que j'avais supposé d'après la constatation des synovites tendineuses à savoir une *blennorrhagie uréthrale* non douteuse. L'urèthre laissait sourdre par la pression une goutte laiteuse, laquelle, déposée sur un linge, produisait une tache jaunâtre. Plusieurs taches semblables souillaient la chemise. Du reste, le vagin était sain et le col de l'utérus n'offrait qu'une érosion insignifiante.

Vaincue par l'évidence, cette femme nous avoua alors qu'elle avait contracté de son mari un « écoulement » cinq ou six mois avant son entrée à l'hôpital. Au début de cette maladie, elle avait souffert en urinant et taché abondamment son linge. Cet écoulement ayant diminué plus tard sous l'influence de quelques soins, et d'ailleurs ne déterminant plus aucune souffrance, elle ne s'en était pas inquiétée et s'était même crue guérie.

Traitement. — Vésicatoire sur la jambe au niveau de la patte d'oie, puis applications de teinture d'iode ; liniment chloroformé et camphré sur le coude et le talon ; sirop d'iodure de potassium et d'iodure de fer ; orge ; repos.

Amélioration progressive de tous les symptômes. Vers la fin de juin, la malade commence à marcher. Les douleurs du talon, de la cheville, du coude et de la poitrine ont disparu. Léger suintement uréthral persistant. Opiat au cubèbe et au copahu.

1er juillet. Apparition d'une douleur nouvelle, siégeant derrière la malléole droite et au niveau du bord externe du tendon d'Achille. Cette douleur s'atténue, puis disparaît dans le cours du mois ; persistance d'une humidité uréthrale.

En juillet, récidive d'une douleur semblable au tendon d'Achille droit. Cette douleur persiste en dépit de tous nos soins. Du reste la malade se lève malgré notre défense.

Le 26. La malade est expulsée de l'hôpital pour raison d'indiscipline. L'année suivante, je la retrouve à Lourcine, affectée d'un chancre induré, et j'apprends d'elle qu'à la suite de sa sortie de l'Hôtel-Dieu ses douleurs ont encore duré quelques mois, puis se sont dissipées sans traitement.

Observation X.

A... (J.), domestique, âgée de 24 ans, entre à l'Hôtel-Dieu le 22 septembre 1866. C'est une femme de constitution assez robuste, bien que de tempérament lymphatique. Elle dit n'avoir jamais fait aucune maladie. Aucun antécédent de scrofule, ni de syphilis, ni de rhumatisme.

Depuis plusieurs semaines, cette malade a été affectée de douleurs au niveau des genoux. Ces douleurs sont devenues plus intenses ces derniers jours, au point d'empêcher complètement la marche. Elles ne sont pas accompagnées de fièvre, ni d'aucun trouble de la santé.

23 septembre. Nous constatons l'état suivant : apyrexie absolue; intégrité de toutes les grandes fonctions; douleurs très-vives dans les membres inférieurs, localisées au niveau de la région du genou. Un examen minutieux fait constater que ces douleurs siégent : 1° à droite, sur la tubérosité interne du tibia, exactement au niveau des tendons de la patte d'oie ; 2° à gauche, au niveau de la tête du péroné et dans l'extrémité inférieure du tendon du muscle biceps fémoral. La plus légère pression exercée sur ces deux points donne lieu à de très-vives souffrances; mais la douleur devient plus forte encore lorsqu'on imprime au membre les mouvements dévolus à l'action des muscles dont les tendons sont affectés. Tous les autres mouvements s'exécutent sans difficulté et sans douleur. Les deux articulations tibio-fémorales sont saines. Ainsi le trajet de la douleur et l'analyse de l'action musculaire permettent de localiser très-exactement la maladie dans les tendons de la patte d'oie d'une part, et d'autre part dans le tendon inférieur du muscle biceps. Sur ces deux points, tuméfaction légère avec empâtement œdémateux, mais aucun changement dans la coloration des téguments.

L'absence d'état général et d'antécédents rhumatismaux, le siége et l'intensité des douleurs, nous font penser immédiatement que nous avons affaire à une complication rhumatismale d'une blennorrhagie. Nous examinons le linge de la malade qui est, en effet, souillé de taches purulentes et verdâtres; puis nous constatons l'existence d'un écoulement uréthral jaune et assez abondant. Le vagin est sain et ne fournit qu'un écoulement catarrhal; le col utérin est ramolli, l'utérus est volumineux; les règles ont fait défaut depuis plusieurs mois. Cet examen nous apprend donc deux choses que ne nous avait pas révelées la malade : une grossesse et une blennorrhagie uréthrale.

Le traitement consista d'abord en des onctions faites avec un liniment narcotique, et plus tard en des applications successives de vésicatoires volants. Sous cette influence, les douleurs furent apaisées, mais assez lentement. Au lit, dans l'immobilité absolue, la malade souffrait peu, si ce n'est pendant la nuit; mais venait-on à imprimer aux membres des mouvements qui provoquaient le glissement des tendons malades dans leurs gaînes synoviales, aussitôt éclataient de très-vives douleurs.

Vers le 13 octobre seulement, la malade commence à se lever et à faire quelques pas. La tuméfaction a disparu, les douleurs spontanées ont cessé, mais les tendons malades sont encore très-sensibles à la pression. L'écoulement uréthral persiste; il est seulement moins abondant et moins jaune.

Les jours suivants, l'amélioration se confirme.

Le 16. On commence l'administration d'un électuaire au cubèbe et au copahu.

Le 24. Toute douleur a disparu, même à la pression. La malade marche assez facilement; elle ne conserve qu'un peu de gêne vague dans les points primitivement affectés. L'urèthre ne fournit plus qu'un suintement minime et incolore.

Sortie le 25.

Ces trois dernières observations ont été empruntées aux *Annales de dermatologie* de Doyon où elles avaient été publiées par M. A. Fournier.

Ce recueil renferme encore quatre ou cinq observations de synovite tendineuse blennorrhagique. Il ne fait du reste qu'énoncer le titre de ces observations sans les donner tout du long. Nous n'avons pas cru devoir les reproduire.

BIBLIOTHÈQUE NATIONALE R.F. IMPRIMÉS

CONCLUSIONS.

1° Le rhumatisme blennorrhagique en général et la synovite tendineuse blennorrhagique en particulier sont des affections spéciales, dont la blennorrhagie est la cause efficiente, nécessaire.

2° La diathèse rhumatismale peut être une condition favorable au développement de ces maladies. Cette opinion, qui est celle d'un grand nombre de médecins très-distingués, semblerait être en désaccord, de l'aveu même de la plupart de ceux qui l'ont ardemment soutenue, avec l'observation clinique journalière.

3° Nous croyons que ces affections se développent de préférence chez les individus en puissance de la diathèse herpético-dartreuse, mais *surtout* chez les individus lymphatiques. Cette manière de voir serait fondée sur un grand nombre d'observations.

4° Nous basant sur le mode d'invasion de ces maladies, nous avons cru pouvoir expliquer leur pathogénie par une légère absorption purulente.

5° Au point de vue de leurs symptômes, ces maladies ont des caractères bien distincts, et leur diagnostic est généralement facile.

6° La synovite tendineuse blennorrhagique serait la forme bénigne du rhumatisme blennorrhagique.

A. Parent, imprimeur de la Faculté de Médecine, rue Mr-le-Prince, 31.

NOUVELLES PUBLICATIONS DE LA LIBRAIRIE ADRIEN DELAHAYE

Clinique médicale, par le docteur Noël Gueneau de Mussy, médecin de l'Hôtel-Dieu, membre de l'Académie de médecine, etc., 2 vol. in-8.......... 24 fr. »

Des névroses menstruelles ou la menstruation dans ses rapports avec les maladies nerveuses et mentales, par le docteur Berthier, inspecteur-adjoint des aliénés de la Seine, médecin expert près le tribunal civil, 1 vol. in-8.......... 5 fr. »

Manuel de prothèse ou de mécanique dentaire, par O. Coles, chirurgien-dentiste à l'hôpital spécial de Londres, traduit par le docteur G. Darin, 1 vol. in-8, 150 figures dans le texte.......... 6 fr. »

Leçons sur les maladies du système nerveux, faites à la Salpêtrière, par le docteur Charcot, professeur à la Faculté de médecine de Paris, recueillies et publiées par le docteur Bourneville, 1 vol. in-8, avec 25 figures dans le texte et 8 planches en chromolithographie; le vol. cartonné.......... 10 fr. »

Deuxième partie, — 1er fascicule : Anomalies de l'ataxie locomotrice; 2e fascicule : De la compression lente de la moelle épinière. In-8, avec 2 planches. prix de chaque fascicule.......... 2 fr. »

Troisième partie, — Des amyotrophies spinales, in-8. avec fig. et pl.... 4 fr. »

Traité pratique des maladies du cœur, par Friedreich. Ouvrage traduit de l'allemand par les docteurs Lorber et Doyon. 1 v. in-8 cartonné.......... 10 fr. »

Leçons sur le strabisme, les paralysies oculaires, le nystagmus, le blépharospasme, etc., professées par F. Panas, chirurgien de l'hôpital Lariboisière, professeur agrégé à la Faculté de médecine de Paris, chargé du cours complémentaire d'ophthalmologie, etc., rédigées et publiées par G. Lorey, interne des hôpitaux; revues par le professeur, 1 v. in-8, avec 10 fig. dans le texte. 5 fr. »

Traité de médecine légale et de jurisprudence médicale, par Legrand du Saulle, médecin de l'hôpital de Bicêtre (service des aliénés), médecin expert près les tribunaux, etc. 1 fort vol. in-8.......... 18 fr. »

Des vues longues, courtes et faibles, et de leur traitement par l'emploi scientifique des lunettes, par Soelberg Wells, professeur d'ophthalmologie à King's College, de Londres, etc., ouvrage traduit sur la 4e édition par le docteur G. Darin. 1 vol. in-8, avec figures.......... 4 fr »

Traité élémentaire des maladies de la peau, par A. Gailleton, ex-chirurgien en chef de l'Antiquaille, chirurgien en chef des Chazeaux (maladies cutanées et vénériennes). 1 vol. in-8.......... 6 fr. »

Maladies de l'oreille, nature, diagnostic et traitement, par le professeur Joseph Toynbee, avec un supplément par James Hinton, chirurgien auriste à Guy's hospital, traduit et annoté par le docteur Darin. 1 vol. in-8, avec 99 figures dans le texte. 8 fr. 50

Manuel médical des eaux minérales, par le docteur Le Bret, médecin-inspecteur honoraire des eaux de Baréges, président de la Société d'hydrologie médicale de Paris. 1873-74, etc, 1 vol. in-12.......... 5 fr. 50

Clinique médicale des affections du cœur et de l'aorte, observations de médecine traduites de l'anglais par le docteur Barella, membre de l'Académie royale de médecine de Belgique, etc. (le tome Ier est en vente, le tome II paraîtra prochainement), in-8.......... 6 fr. »

Étude clinique de la phthisie galopante, preuves expérimentales de la non-spécificité et de la non-inoculabilité des phthisies, par le docteur Metzquer ; ouvrage précédé d'une préface de M. le professeur Feltz, in 8.......... 4 fr. »

Des infiniment petits rencontrés chez les cholériques, étiologie, prophylaxie et traitement du choléra, avec planches micrographiques, par le docteur G. Danet. 1 vol. in-8.......... 5 fr. »

La pierre dans la vessie, avec indications spéciales sur les moyens de la prévenir, ses premiers symptômes et son traitement par la lithotritie, par Walter J. Coulson, chirurgien à St-Peter's Hospital, pour la pierre et les autres maladies des organes urinaires. Traduit de l'anglais par le docteur H. Picard. In-8.......... 3 fr. »

Histoire de la vaccination. Recherches historiques et critiques sur les divers moyens de prophylaxie thérapeutique employés contre la variole depuis l'origine de celle-ci jusqu'à nos jours, par le docteur E. Monteils, médecin des épidémies. 1 vol. in-8.......... 7 fr. »

Paris.—Typ. A. Parent, imprimeur de la Faculté de Médecine, r. M.-le-Prince, 29-31

BIBLIOTHEQUE NATIONALE DE FRANCE
3 7531021949707

www.ingramcontent.com/pod-product-compliance
Ingram Content Group UK Ltd.
Pitfield, Milton Keynes, MK11 3LW, UK
UKHW022132190726
13855UKWH00003B/1116